統合失調症の早期発見と認知療法
発症リスクの高い状態への治療的アプローチ

著
Paul French
Anthony P. Morrison

訳
松本 和紀
宮腰 哲生

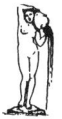

星 和 書 店

Seiwa Shoten Publishers

2-5 Kamitakaido 1-Chome
Suginamiku Tokyo 168-0074, Japan

Early Detection and Cognitive Therapy for People at High Risk of Developing Psychosis

by
Paul French
and
Anthony P. Morrison

*Translated from English
by*
*Kazunori Matsumoto, M.D.
And
Tetsuo Miyakoshi, M.D.*

English Edition Copyright © 2004 by John Wiley & Sons Ltd.
The Atrium, Southern Gate, Chichester, West Sussex PO19 8SQ, England
Japanese Edition Copyright © 2006 by Seiwa Shoten Publishers, Tokyo

All rights Reserved. Authorized translation from the English language edition published by John Wiley & Sons, Ltd

日本語版への序

　この治療マニュアルを書き上げてからの数年間で，ハイリスクの人たちの精神病（psychosis）への移行予防についていくつかの進歩があった。私たち自身の認知療法の無作為対照試験とPRIME（北米）の抗精神病薬治療の両方の試験結果が報告され，どちらもハイリスクの若者にとってのいくつかの有益性を明らかにした。私たち自身の試験では，認知療法が12カ月間での精神病への移行を有意に低下させ，中断者の割合が小さい，受け入れられやすい治療法であることが明らかにされた（Morrison et al., 2004）。一方で，PRIMEの試験では，薬物療法の副作用と患者にとっての治療の受け入れやすさに関する重大な問題があり，中断の割合が高いという結果であった（McGlashan et al., 2006）。国際早期精神病協会（International Early Psychosis Association, 2005）によって作成された最近のガイドラインでも，超ハイリスク（ultra-high-risk: UHR）の基準を満たし助けを求めている若者は，精神保健の専門家との共同的な関係による関わりをもつべきであると提案している。これらの若者には，彼らの精神状態の定期的なモニタリングへのアクセス，彼らに現れている問題（不安，抑うつ，人間関係の問題）を標的にする治療（認知療法を含む），彼らの世話をする人たちへのサポートと教育が提供されるべきだとガイドラインは提案している。加えて，メンタルヘルス，精神病，対処戦略についての教育の提供が勧められており，これらの介入は，スティグマの小さい，制限の少ない環境で行われるべきだと推奨している。私たちはこれらの推奨に同意したい。そして，リスクと利益を考慮しながら現時点でのエビデンスに基づいた場合，精神病体験を標的にする認知療法は，この推奨される介入リストに加えることができると私たちは考える。さらに，精神病を発展させるリスクの高い若者によって報告される，差し迫った狂気に対する一般的なとらえ方を考えると，いかなる教育や介入も，ノーマライゼーションのための理論的根拠を用いて提供されることが重要である。英国，そして私たちの地元の健康保健地区では，これらの推奨に基づいた臨床サー

ビスが開発されており,かつては見過ごされていた若者に希望を与えている。私たちは,この本が日本の臨床家と研究者がこうしたストラテジーをUHRの基準を満たす若い人たちに実施する際に役立つことを願っている。そして,和紀と哲生がこの本の翻訳に熱心に取り組んでくれたことに大変感謝している。

Paul French
Anthony P. Morrison

文献

International Early Psychosis Association (2005). International clinical practice guidelines for early psychosis. *British Journal of Psychiatry, 187* (suppl. 48), s120-s124.

McGlashan, T. H., Zipursky, R. B., Perkins, D., Addington, J., Miller, T., Woods, S. W., Hawkins, K. A., Hoffman, R., Preda, A., Epstein, I., Addington, D., Lindborg, S., Trzaskoma, Q., Tohen, M. and Breier, A. (2006). Randomized, Double-Blind Trial of Olanzapine Versus Placebo in Patients Prodromally Symptomatic for Psychosis. *American Journal of Psychiatry, 163*(5), 790-799.

Morrison, A. P., French, P., Walford, L., Lewis, S. W., Kilcommons, A., Green, J., Parker, S. and Bentall, R. P. (2004). Cognitive therapy for the prevention of psychosis in people at ultra-high risk: Randomised controlled trial. *British Journal of Psychiatry, 185*(4), 291-297.

---目 次---

日本語版への序　iii
序　文　xi
まえがき　xiii
謝　辞　xvii

第Ⅰ部　背　景 ―――――――――――――1

第1章　早期発見の重要性 …………………………3
1　理論的根拠 ………………………………………3
2　治療より予防の優先を …………………………7

第2章　どのようにリスク群を発見するか …………11
1　序　論 ……………………………………………11
2　リスクを定義するための評価法 ………………12
3　一般的評価法 ……………………………………12
4　リスク群への特異的評価法 ……………………13
5　オーストラリアグループ ………………………14
（1）精神病の危険因子（PACEアプローチ）　15
（2）素因因子　16
（3）状態因子　16
6　ドイツグループ …………………………………17
7　米国グループ ……………………………………18
8　EDDIEアプローチ（イギリス） ………………18
9　リスク群発見のための評点ガイドライン ……19
10　発見のプロセス …………………………………19
11　症例の発見 ………………………………………22
12　移行率 ……………………………………………25
13　要　約 ……………………………………………26

第3章 どの介入戦略を採用すべきか………………………27
1 介入戦略 ………………………………………………27
(1) 普遍的戦略（universal strategies） 27
(2) 選択的戦略（selective strategies） 28
(3) 徴候型戦略（indicated strategies） 28
2 どの介入を採用するか ……………………………28
3 要　約 …………………………………………………31

第Ⅱ部　精神病予防のための認知療法 ─────── 33

第4章 なぜ認知療法か ……………………………………35
1 なぜ認知療法か ………………………………………35
2 認知療法はどのような形式をとるべきか ………36
3 個人認知療法 …………………………………………37
(1) 認知モデルに基づく 38
(2) 概念図（formulation）に基づく 38
(3) 構　造 38
(4) 共有化された問題と目標 39
(5) 教育的 41
(6) 導かれた発見法（guided discovery） 42
(7) ホームワーク 42
(8) 時間の制限 44
4 要　約 …………………………………………………45

第5章 治療契約 ……………………………………………47
1 治療契約の原則 ………………………………………47
2 事　例 …………………………………………………50
3 共同作業 ………………………………………………52
4 治療契約における問題 ………………………………53
5 要　約 …………………………………………………55

第6章 理論，アセスメントおよび概念図（formulation）……57
1 精神病発症を説明する認知モデル …………………57
2 アセスメント …………………………………………59
(1) 面接の実施 59

(2) 生活史上の要因　62
　　(3) 信　念　63
　　(4) 薬物使用　64
　　(5) リスク　64
　3　概念図（formulation） ………………………………………64
　4　要　約 ………………………………………………………67

第Ⅲ部　ストラテジーの変更 ――――――――― 69

第7章　ノーマライゼーション ………………………………71
　1　なぜ私たちは精神病症状をノーマライゼーションすべきなのか ……71
　2　パニックを起こすな－治療者へのメッセージ ……………73
　3　パニックを起こすな－クライアントへのメッセージ ……74
　4　事例1 …………………………………………………………75
　5　教育として情報をノーマライゼーションする ……………78
　6　事例2 …………………………………………………………79
　7　要　約 ………………………………………………………81

第8章　代替的説明を考案し評価する ………………………83
　1　序　論 ………………………………………………………83
　2　事　例 ………………………………………………………87
　　(1) 代替的説明の評価を助けるために役立つ質問　92
　3　要　約 ………………………………………………………94

第9章　安全行動 ………………………………………………95
　1　安全行動のアセスメント ……………………………………95
　2　安全行動を実験する …………………………………………96
　3　事例1 …………………………………………………………98
　4　安全行動としての選択的注意 ………………………………102
　5　事例2 …………………………………………………………104
　6　回避に対処するための活動スケジュールの作成 …………107
　7　要　約 ………………………………………………………108

第10章　メタ認知的信念 ………………………………………109
　1　肯定的信念（positive beliefs） ……………………………110

2　否定的信念（negative beliefs）………………………………112
  3　メタ認知のアセスメント…………………………………………113
　　（1）メタ認知質問表　113
　　（2）声の解釈調査票　115
  4　治療的な意義　………………………………………………………115
  5　要　約　………………………………………………………………116

第11章　「私は（人と）違っている」とその他の中核信念……………117
  1　中核信念の同定　……………………………………………………118
  2　中核信念の修正　……………………………………………………119
  3　事　例　………………………………………………………………122
  4　その他の中核信念　…………………………………………………126
  5　要　約　………………………………………………………………126

第12章　社会的孤立………………………………………………………129
  1　ソーシャルサポートへのアクセス　………………………………129
　　（1）ソーシャルサポートの喪失の例　131
　　（2）奇妙な考えを保証する／考え出す他人の例　133
  2　治療上これにどう取り組むか　……………………………………134
  3　事　例　………………………………………………………………135
  4　要　約　………………………………………………………………140

第13章　再発予防…………………………………………………………141
  1　なぜ私たちは再発予防を実施すべきなのか　……………………141
  2　実践的な適用　………………………………………………………142
  3　治療の青写真　………………………………………………………144
  4　要　約　………………………………………………………………145

第14章　結　語……………………………………………………………147
  1　さらなるトレーニングとスキルの発展　…………………………148
  2　将来の方向性　………………………………………………………149

付　録………………………………………………………………………151
　付録1　クライアント用概念図　………………………………………153
　付録2　代替的選択肢考案表　…………………………………………154
　付録3　実験シート　……………………………………………………155

付録4	週間活動シート	156
付録5	クライアント治療の理論的根拠	157
付録6	クライアント治療の理論的根拠	158
付録7	クライアント治療の理論的根拠	159

文　献 ……………………………………………………………… 161
索　引 ……………………………………………………………… 169

訳者あとがき　173
著者について　176

図

図1.1	精神病未治療期間と疾患未治療期間 …………………………… 4
図2.1	統合失調症発症年齢を示すグラフ ……………………………… 15
図2.2	精神病の疑いまたは初回エピソード同定のための 　　プライマリケアガイドライン ………………………………… 21
図2.3	紹介元と適合度を示したグラフ ………………………………… 24
図5.1	出来事，出来事についての信念・感情・行動を示す概念図 … 51
図6.1	Morrisonの精神病モデル ………………………………………… 58
図6.2	Morrisonの精神病モデル：クライアント向けバージョン …… 66
図6.3	Morrisonの精神病モデル：個別バージョン …………………… 67
図8.1	破局的な様式で侵入を解釈する重要性を示す個別の概念図 … 90
図8.2	情報のノーマライゼーションを用いて侵入を解釈する 　　重要性を示す個別の概念図 …………………………………… 90
図11.1	個別的な症例の概念図 …………………………………………… 122
図12.1	Frenchらの早期精神病症状のモデル …………………………… 130
図12.2	Frenchらのモデルの個別バージョン …………………………… 138

表

表2.1	リスク群を定義するPANSS基準を示した表 ……………………… 19
表2.2	紹介元となる可能性のある関係機関 …………………………… 20
表4.1	実験シート …………………………………………………………… 44
表8.1	体験の説明に関する書式 ………………………………………… 89
表8.2	信念を支持する証拠と反証する証拠 …………………………… 91
表9.1	安全行動の例 ……………………………………………………… 96
表9.2	代替的選択肢考案表 ……………………………………………… 106
表12.1	問題リスト ………………………………………………………… 137

序　文

　クレペリン学派の精神病（psychosis）の「痴呆モデル」による重苦しい過去の影響のために，精神病をもつ人々へのサービスは非常に長い間不自由を強いられてきた。精神保健ケアにおけるこの開かれた時代にあっても，封じ込め重視型のケアが私たちのサービスにはびこっている。したがって，健康保健の他のすべての領域とは対照的に，予防という言葉は精神医学ではめったにお目にかかることはなかった。最近になってようやく私たちの考えは大きく転換し，精神病の「早期介入」の概念が科学とサービスのアジェンダ（検討事項）の中へと入り込んできた。

　新たに発生する精神病を発見し治療する可能性は，この新しいアプローチの中核にあり，メルボルンのYungとMcGorryの先駆的仕事によって最初の火が灯された。このパラダイムは「徴候型予防」の概念によって特徴づけられており，ある一群の人々が，軽度または前兆となる精神病症状の存在のために，精神病への移行のリスクが高い状態にあると判断される。神経遮断薬療法は，これまでの研究においては早期治療の頼みの綱であった。しかし，そのような早期段階における薬物療法の倫理や，サービス利用者がそれに満足するかどうかという点で懸念が引き起こされてきた。入手可能なエビデンスが示唆するところでは，サービス利用者は薬物療法を含む治験への同意には気が進まず，もしそうしたとしても早々と脱落する傾向があるという。言葉に基づいた（verbal-based）効果的で満足のいく治療戦略を治療の選択肢として研究者と臨床家のために提供することがぜひとも必要である。

　FrenchとMorrisonはまさにそのようなアプローチを発展させた。この本で，彼らはたいへん魅力ある明快な方法で彼らの認知的治療モデルを提示しており，臨床素材や事例を最大限に用いている。私が彼らのアプローチで特に気に入っているのは，治療の焦点が単に新たに出現している精神病的思考にだけ向けられるのではなく，概念図（formulation）に基づいている点であり，これはクライアント自身によって設定されたアジェンダに基づき，通

常は社会的相互作用や社会認知の問題を含んでいる。この本を読んでさらに明らかになるのは，彼らが扱うクライアントはそれまでにすでに助けを求めているのだが，治療プロトコールがないためにサービスは彼らのあいまいな表出に対して一貫性のないその場しのぎの対応をしている点である。FrenchとMorrisonの理論的枠組みは首尾一貫し理路整然としており，明らかな精神病において活性化することが知られている認知的要因と対人的要因を組み込んでいる。彼らが記述している治療は，十分に対照化された無作為試験において有効性が確認されており，精神病に移行するリスクのある人々の大多数で精神病は予防可能であり，少なくとも発症を遅らせることができることが示されている。

　ほんの数年前までは不可能な夢だとみなされていたこの重要な新たな領域に取り組んだPaul FrenchとTony Morrisonにお祝いと感謝の言葉を贈ります。

2003年9月

Max Birchwood
バーミンガム大学臨床心理学教授
早期介入サービス責任者
北バーミンガム精神保健トラスト研究開発責任者

> まえがき

　統合失調症の診断の妥当性については強い懸念があり[11]，この懸念は精神病発展の早期経過では特に大きい。診断の有用性は治療の点でもまた疑問であり，症状に基づいたアプローチのほうがより適しているように思われる。統合失調症の概念は，精神病を発展させるリスクのある人々に関しては，特に有用性があるわけではないことが示唆されている。精神病を発展させるリスクのある人々の多くが「狂気」が始まることを心配していることは注目すべきだが，残念なことに統合失調症の診断は「狂気」という言葉がもつ最も本質的要素を代表していると受け取られてしまう。これは明らかに正しくなく有益でもない。しかし，このレッテルはこのようにみなされることが多く，メディアがこうした見方を強める役割を担うことがしばしばある。これに代わるアプローチは，精神病についてより広い概念を用いることである。これは，精神病性障害（psychotic disorder）の早期段階にある人々に取り組んでいる多くのグループによって採用されているアプローチである。したがって，この本で私たちは「統合失調症（schizophrenia）」のような用語よりも，むしろ「精神病（psychosis）」という用語を優先して使う[注]。人によっては，「精神病」は「統合失調症」と同様にスティグマを与え，病的な見方をするレッテルとなるかもしれないことを私たちは理解している。しかし，私たちはこの用語を普通でない知覚体験や信念の簡略表現として用い，そのような

注）本書では，"psychosis"に対して，従来通り「精神病」という訳語を当てた。しかし，原著ではpsychosisはschizophreniaよりも一般にスティグマの小さい用語として扱われており，schizophreniaが「統合失調症」と呼称変更された現在においては，病的過程を重視した「精神病」という用語のほうが，「統合失調症」よりもスティグマの強い言葉として受け取られる可能性がある。また，一般に英語圏では"psychosis"は，1つの症候群として用いられることもしばしばであり，必ずしも「病気」を意味しない。したがって，本書においては，「精神病」の用語が，著者らがここで述べているような意味での"psychosis"の概念を表すものとして使われていることに改めて注意していただきたい。また，psychosisに対しては，neurosisに対する「神経症」のように，「精神症」などの用語に変更することなどを検討すべきではないかと訳者らは考えている。

現象を異常または病的であると決めてかかることはしない。むしろ反対に，第7章で説明されるように，私たちはそのような体験を正常な体験の連続体の一部とみなしており，何らかの苦痛や能力障害を引き起こしているのは，そのような現象に対する解釈や評価（appraisal）であると推定している。したがって，私たちは人々が普通でない信念や知覚現象を体験することを防ごうとはしない。なぜなら，そのような体験が人々の生活の上で機能的で重要なことがあることを理解しているからである。むしろ私たちは，もし彼らがそう望むのであれば，彼らの苦痛と能力障害を減少させる手助けをしようとしているのだ。

　私たちの述べる治療は心理学的治療の一つ，認知療法（cognitive therapy: CT）であり，この本で私たちは精神病を発展させるリスクのあるクライアント群に取り組むために私たちが開発してきた特別な戦略の概略を述べる。この治療は不安障害に関する文献から強い影響を受けている。これは，精神病体験から生じる苦痛の発生と持続に関わる過程の多くは，不安障害で現れるものと似ているからである（例えば，誤った解釈，脅威への没頭（preoccupation），選択的注意，メタ認知）。

　認知行動的戦略を用いた精神病への心理学的介入には今や長い歴史がある。1952年のAaron T. Beckによる最初の論文は，妄想的信念への認知的介入の可能性を検討した。この後，多くの小規模研究[23,133]によって精神病の症状に影響を与える認知的・行動的介入の能力への関心は維持された。一方，この10年で精神病症状への認知行動療法に対する関心は高まっており，慎重に実施された多くの無作為対照試験はこの治療形式の有効性を示している[34,72,121,128]。実際，無作為対照試験における現在までのデータのメタ解析に基づいて，精神病に対して認知行動療法を行わないことは非倫理的であろうという示唆がなされている[114]。したがって，明らかな精神病の人たちにこのように有効であると示されている介入を用いることは，発展段階または前駆段階においても有用であるように思える。第3章と第4章で，このクライアント群に認知療法を用いる十分な根拠を提示する。

　この本は，精神病を発展させるリスクが高いとみなされる人々に私たちが取り組んできた4年間の経験を反映させるために書かれている。「早期発見

と介入評価 (The Early Detection and Intervention Evaluation: EDDIE)」はボルトン・サルフォード・トラフォード地区精神保健トラスト，昔のサルフォード精神保健サービス (Mental Health Service of Salford)，マンチェスター大学（助成金保有者：MorrisonとBentall）間の共同事業として始まった。この研究はNorth West Regional NHS Executive R&D Unitにより1999年から2002年まで資金供給を受け，Lewisによってスタンレー財団からさらに資金提供を得た。この研究は次の疑問に答える目的で行われた。

●精神病のハイリスク群をうまく同定できるか。
●心理学的介入を用いて精神病への移行を予防または遅延させることができるか。
●もし移行が起こった場合，精神病未治療期間を短縮できるか。
●もし移行が起こった場合，精神病を改善できるか。

研究は，一重盲検無作為対照試験であった。私たちの結果は別の場所で報告されるが，その結果に私たちは勇気づけられてきた。私たちの知見は，サルフォードで進行中の早期発見と認知療法を提供する臨床サービスの発展につながった。

この本では，精神病発展のリスクの高い人々のための認知療法の適用を臨床家にわかりやすい方法で示すつもりだ。この本では，事例は技法の適用を示すために用いられ，検討される要点を説明するために実例が提供された。この仕事は，英国国営医療機関 (NHS) の国家計画 (National Plan for the NHS) や精神保健についての国の包括的な医療サービスのガイドライン (National Service Framework for Mental Health) のような現在の臨床開発ガイドラインに一致している。これは世界中で研究への関心が高くなっている領域であり，この本によって精神病予防への心理学的アプローチの有用性が評価されてくればと望む。

この本は3部に分けられ，第Ⅰ部はこの仕事の背景に焦点を当てており，早期介入戦略の根拠，リスク群発見のための評価戦略の候補，予防戦略の概観を浮き彫りにする章を含む。この第Ⅰ部は，早期介入の先駆者たちの仕事

を盛り込んでいる（特にメルボルンのMcGorry, Yungとその同僚，そしてバーミンガムのBirchwoodとその同僚）。

　第Ⅱ部では，このクライアント群への認知理論と認知療法の適用に焦点が当てられている。第Ⅱ部の各章では，認知療法がこのクライアント群に理想的な介入である理由についての詳述，この種の仕事に関連するいくつかの実務的な事柄，精神病の認知理論，理論を個別症例の概念図（formulation）とアセスメント・ストラテジーに移しかえる方法が検討される。

　第Ⅲ部は，この集団の変化のための戦略を具体的に検討する章を含む。最初の章では，KingdonとTurkingtonの仕事[69]に基づいたノーマライゼーション（normalisation）の戦略に焦点を当てている。次の数章は，認知療法の最近の発展を盛り込んでおり（特にClark, Salkovskis, Wells とその同僚らにより開発された不安障害の治療），代わりの信念を考え出し評価する過程，安全行動，メタ認知的信念を検討する。続く章では，精神病のリスクがあるとみなされる人たちに関連する特異的な中核信念が論じられ，これはBeck, Padeskyとその同僚らの仕事に依拠している。そして社会的孤立と再発予防についての章がこれに引き続く。最後の章では，この本を通して展開されたテーマをまとめ，将来の方向を検討する。

　これは規範的な治療マニュアルではない。第Ⅲ部の治療に特化した章は，それぞれのクライアントに一つずつすべて行われるように意図されたものではない。むしろ，個別的な症例の概念図に基づいて治療戦略が選択される，概念図に基づくアプローチが勧められる。第Ⅲ部のさまざまな章は，このクライアント群で経験される共通の主題や問題の多くを描写しており，それらが治療でどのように取り組まれるのか実例を示している。しかし，これは共同作業的に導き出された概念化の文脈の中で行われなければならず，クライアントによって同意され，優先された問題に関連していなければならない。

Paul French
Anthony P. Morrison

謝　辞

　私たちは，私たちの仕事に影響を与えてくれた多くの同僚に感謝したい。この中には，感情障害の分野における認知療法の理論家や治療者であるAaron T. Beck, David M. Clark, Ann Hackmann, Paul M. Salkovskis, Adrian Wellsや，精神病（psychosis）の分野における認知療法の理論家や治療者であるRichard P. Bentall, Max Birchwood, Paul Chadwick, David Fowler, Andrew Gumley, Gillian Haddock, David Kingdon, Nick Tarrier, Douglas Turkingtonなどの方々が含まれている。私たちは，Patrick McGorry, Alison Yung, Lisa Phillipsと彼らの同僚によるEPPICやPACEサービスの仕事からも大きな影響を受けた。さらに私たちは，サルフォードとトラフォードにあるIMPACT やEDITチームの同僚に感謝したい。彼らは，私たちをサポートし，私たちの職場での生活を楽しく興味深いものにしてくれた。そして何よりもまず，私たちは，私たちのクライアントに感謝したい。彼らは，精神病に発展するリスクの高い人々と取り組むことについて私たちにたくさんのことを教えてくれた。特にJenny HenryとRory Byrneは，私たちのアプローチの発展に影響を与え続けてくれた。

Paul French
Anthony P. Morrison

私の家族，Delia, Chloe, Nadia, そしてBenに捧ぐ。——**PF**

Melに捧ぐ。——**AM**

第 I 部
背 景

第1章　早期発見の重要性

1　理論的根拠

　精神病症状（psychotic symptoms）の発症と，その後に引き続く発見，診断，治療開始までの時間の長さは，精神病未治療期間（duration of untreated psychosis: DUP）と呼ばれており，治療の遅れとして概念化されている。DUPの平均期間はおよそ1年であることがわかっている（図1.1）[3,9,58,77,83]。この結果はかなり確固としており，これらの研究が異なる国々や保健環境で再現されていることから，これが一般的といってよい所見であることがわかる。しかし，これらの研究が報告しているのはDUPの平均値であり，これは過大評価されるおそれがある。DUPの中央値を調べた場合，それは12週間という，より短い期間となる[33]。つまり，大多数の症例のDUPは3カ月前後であるにもかかわらず，統計的に大きく外れた一部の症例が平均値を上げているのである。したがって現在DUPは，平均値と中央値の両方を使って計算される傾向にある。

　DUPが長期になるほど予後が悪くなることが多くの研究で明らかになっており[30,77]，ある研究では，これが初回入院患者の大規模グループにおいて治療反応性の最も重要な予測因子であることが見いだされている[33]。DUPと治療反応性の悪さとの関連性は，長期のDUPが潜行性の発症と関連し，短期のDUPが急性発症に関連するという，単に疾患そのものの違いを反映しているだけではないかという懸念がある。DUPに関する最近の総説[103]によると，治療に対する初期の反応性とDUPとの関連性を示すいくつかの暫定

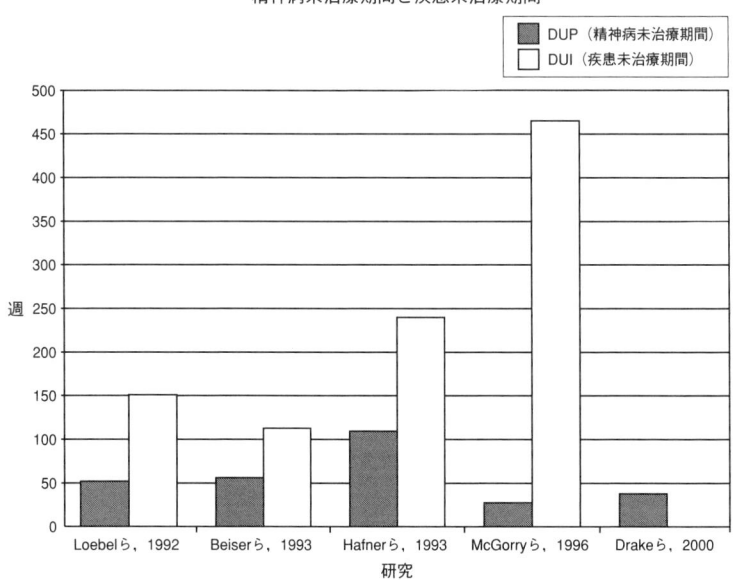

図1.1　精神病未治療期間と疾患未治療期間

的な証拠は見いだされたが，長期予後との関連性を示す証拠は見いだされなかった。

いずれにせよ，これらの所見から示唆される重要な臨床的意義は，たとえ数カ月間でなく数週間であったとしてもDUPを短縮することは，患者，家族，治療チームの利益になるだろうということである。どのような定義を用いたとしても，精神病の早期段階にある人たちの発見を可能にすることは明らかに難しい。しかし，精神病発症前の6年間により頻回に一般家庭医（general practitioner: GP）の診察を受けることは，DUPの短さと関連している[123]。初回精神病エピソードを体験した人たちに面接を行った最近の研究[90]では，症状そのものと関連する因子がDUPの一因になっていることが明らかになった。この研究では，症状を打ち明けることへの躊躇と関連する二つのテーマが見いだされた。一つは，何かが起こるかもしれないからと症状を打ち明けることを恐れることである。もう一つは，人々が症状に没頭してし

まい，症状を増長させ，症状にかかりきりになっている間に時間が経過してしまうことである。恐れと没頭（preoccupation）はともに，人々がこれらの症状のために助けを求めることを妨げ，DUPをいっそう長くする。しかしながらDUPを引き延ばすのは，症状そのものだけではない。ノースウィック・パーク研究[65]で見られたとおり，もし早期段階で介入が行われないと，残念なことに悪化は持続し，ついには危機的状況が発生し，警察沙汰となってしまうことがしばしばある。この研究でわかったことは，人々は症状のために確かに助けを求めようと試みており，適切な治療を受ける前に助けを求めて，平均8回の接触をもっていたことである。不幸にも，助けを求めて最終的に接触する相手が警察となることが多くあり，警察が最初の治療のために行動することがしばしばある。この際には，当事者をアセスメントに連れていくことが必要となる場合が多く，入院が必要となることもしばしばある。こうした入院は強制的になる可能性があり，イギリスでは精神保健法（Mental Health Act）を用いる必要がある。この過程全体は，本人，家族，友人にとって強い外傷体験となることがあり，こうした入院は外傷後ストレス障害（post-traumatic stress disorder: PTSD）の発展につながるという証拠もある[42,82]。

　精神病発症の時期は10代，20代にあることが多い。この時期は，人々が世界の中で自分の人生を切り開き，人間関係やキャリアを発展させる時期であり，この年代の多くの人々は将来家族をもつことを考えるだろう。しかしながら，子供の養育に関わる睡眠障害やストレスが精神病の発展に役割を果たすだけではなく，精神病の発症もまたとても大きな衝撃を親子関係の発展にもたらすのである。それゆえ精神病の発症は，個人の発達の重要な段階を阻害する可能性があり，本人だけでなく，その家族や友人にも大きな衝撃を与えることがある。

　明らかな精神病をもつ人々と関わる場合，多くの介入が，社会的接触の再統合や，精神病の性質を家族に理解してもらうための援助や，当事者たちの復職や復学を目標にしている点は注目に値する。興味深いのは，リスクはあるが華々しい精神病症状に発展していない群では，これらの因子の多くはまだ損なわれていないことである。人々はまだ大学の講義や仕事に参加してお

り，さまざまな社会的接触や家族の支援を有していることが多い。これらの多くは，機能不全の過程にあるかもしれないが，本人や家族はそうしたことが起こらないようにと強い意欲をもっていることがしばしばである。これは，当事者がこれらのものを失ってしまい，彼らの自信や自己評価が損なわれた状況からの開始を余儀なくされる場合よりも対処しやすいことが多い。苦痛な精神病症状が起こっていながら治療に至る方法がない人の場合，家族生活や社会生活の悪化は大変急激に起こることがある。

　それゆえ当事者はこの未治療の精神病の時期に，心理的・社会的発達が阻害され重大な衝撃をこうむるかもしれない。孤立と社会不安の症状は，精神病と関連することが多い（一部の症例では，これはスティグマに対する不安のせいかもしれない）。伝統的に社会不安は合併症として，または陰性症状に関連するものとして考えられてきた。しかし，それは社会不安（対人的脅威について文化的に容認できる心配）から被害妄想（対人的脅威について文化的に容認できない心配）のような精神病に移行する例があるように，一つの連続体上に位置するものとして概念化することができる。精神病発展の初期段階では，その人は仲間グループから孤立し始め，そのうちに友人からの電話がなくなるかもしれない。被害妄想の症状が起こり，人間関係が破綻するほどまでにその影響が及ぶと，家族や友人との接触機会の喪失は明らかに増大する。これらの人間関係は，単に友人がいるということで得られる通常の利点だけではなく，どのように社会技能を発達させ，社会的交流をもつかを理解する学習機会としても極めて重要である。したがってその喪失は非常に大きな痛手となる。孤立の増加は当事者のうつや自殺の危険性を高める。どの時期であろうと孤立が持続すると，社会的接触を開始し維持する能力に関する当事者の自信に衝撃を与えることは明らかであり，その結果，彼らの人生の多くの側面に影響を与えてしまう。そして，これが二次的問題となり，それに対する治療をも要することがある。

　ここで考慮すべきもう一つ大事な領域は，当事者が現れてきた症状への対処をどのように開始するかということだ。一部の者は，彼らが体験している苦痛を処理する手段としてアルコールやストリート・ドラッグに走るが，これは交絡因子になりうる。残念なことに，ほとんどのサービスが薬物を精神

病の原因とみなす傾向にある．このため彼らは，薬物が精神病より優先して取り扱われるべきだと信じることがしばしばある．薬物が精神病体験を誘発するのは確かなことであるが，私たちの経験では，患者は出現する精神病症状の苦痛や強度をやわらげる目的で薬物やアルコールに走ることが多い（一種の自己薬物療法として）．したがって，薬物・アルコール使用を合併する患者に取り組むことはとても重要であり，なぜそれを利用するのか，その理由は推測ではなくはっきりと確認されるべきである．

　これらの要因のすべてが症状発展の早期段階で結びつき重なり合って，早期診断，早期治療を妨げるのである．しかし多くの困難がそうであるように，より早期に問題が同定され治療が開始されるほど，それは容易に対処される．症状が長期にわたって残存すれば，それらは治療に対してより抵抗性となり持続要因が固定化するだろう．当事者や家族には費用がかかることは明らかだが，早期発見アプローチはこれらの問題の一部を手助けできるだろう．サービスの供給者や執行責任者は，先駆的な早期診断，早期介入サービスの開発にかかるコストを心配するかもしれない．しかし彼らは，そのようなプログラムは（財政的に）費用効率が高いことを認識すべきである．なぜなら，それは入院が必要な患者の数を減らすと思われるからだ（こうした治療はとても高い）．さらに，精神病を発見し治療するために，危機が起こって初めて対応する反応型のアプローチを続けるための，個人的また社会的支出はもはや受け入れられないことを認識すべきであろう（保健省のガイドライン[32]は，イギリスではこの選択はもはや選択肢の中にはないことを示唆している）．入院の予防や強制治療の必要性を最小限にするために，精神病の早期段階にある人々に取り組むことは，すべての関係者が肯定的にとらえるべきであろう．一方，病相期に特化したさまざまな介入を提供することが重要である[47,73]．

2　治療より予防の優先を

　疾患未治療期間（duration of untreated illness：DUI）は，精神病発症前の前駆期とDUPを加えたもので，DUIの平均は2年となる（**図1.1**）．これは，

人々が積極的に何らかの援助へのアクセスを求める時期が精神病発症前の1年間の時期に潜んでおり，その中には何度もサービスに現れても適切な介入に結びつかずに終わってしまう場合もしばしば含まれることを意味している[65]。オーストラリアの研究者は，超ハイリスクまたは前駆期群とみなされるこの段階の人々を発見することが可能であることを明らかにした[141]。彼女らはその研究の一つとして，ハイリスクサンプルの40％が1年の間に精神病になったことを見いだしており，これは明らかに高い移行率を示している[142]。こうしたハイリスクの人々を発見するためのアセスメント・ストラテジーを改良しようとさらなる研究が進められており[71,88,97,98]，これらは精神病発症を予測する能力にさらに影響を与えることを目的としている。

　予防的戦略としての精神病早期発見の背景にある考えは，特別新しいものではない[37,126]。しかしながらクレペリン的精神病の概念は，長年支配的であった極めて悲観的見方であり，それは結果的に研究者やサービスが早期介入パラダイムを受け入れるのをずいぶんと遅らせた。最近，「臨界期」の概念が取り入れられ，疾患の早期段階は介入効果を最大限に発揮させる機会を与えるという提案がなされている[19]。イギリスでは，このアプローチは精神病にかかった人々のためのサービスの非常に重要な構成要素と見なされている。しかし，このような形の革新的サービスへの資金供給をつかさどる人々は，地域精神保健チームや入院設備など彼らが中心と考えるサービスを提供することにいまだに奮闘している。もしこのアプローチが採用されれば，すでに認知されているこれらの中心的サービスの必要性に大きな影響を与える可能性があることは，残念ながらあまり認識されていないようである。早期介入戦略はこうした中心的サービスの一つと見なされるべきである。これは早期に人々を発見し，二次サービスが経験する負担の一部や，クライアントへの医原性の損害を減らす可能性のある予防的戦略を提供する。これでもなお，疑念をもつ人々がまだいる（この議論に関するレビューは，文献107の二人の議論を参照）。この方法のもつ潜在的利益には，回復の向上[18]，より早く完全な寛解[77]，治療に対するより良好な態度と感情表出や家族の負担の低下[124]，そして治療抵抗性の減少が含まれる。

この本では，精神病に発展するリスクの高い人々を発見するために開発された戦略と，精神病への移行を予防しようとする試みの中で開発された心理学的介入が述べられる。「ハイリスク（high risk）」や「リスクがある（at risk）」という言葉は，「前駆期（prodrome）」や「前駆的（prodromal）」という言葉と対比して本文の中で使われる。これは，「前駆期」という言葉が，精神病の発症について正常性ではなく病的な概念化を強調しており，人々が精神病的になることを暗に意味している（しかし，これはほんの少数例にのみあてはまることをデータは示すだろう）。

第2章 どのようにリスク群を発見するか

1 序　論

　精神病に発展するリスクがある人たちを発見するために使われてきた戦略は，そのアプローチ法を特徴づけるために，遺伝的素因に関する文献をしばらく利用してきた。この文献は，統合失調症へ発展する可能性は，統合失調症と診断された人への遺伝的近接性に伴って増加することを示している。研究では，一般人口の有病率はおよそ1：100で，もし両親が統合失調症であればおよそ45：100と報告されている[122]。したがって，ハイリスク群を発見するためにこの戦略を用いるということは，精神病の家族歴をもった人を取り扱い，時間をかけて彼らを追跡することを必要とする。しかしながら，たとえ両親が統合失調症と診断される場合でも，将来の危険率は45％であり，55％は決してこの障害に発展することはない。それゆえそのような人たちを長期間追跡し続けることは，非常にお金がかかり成果も乏しいことになる。この方法論を考える場合にもう一つ重要な要素は，統合失調症を発症する人の中で，両親がともにこの障害であることは非常に少ないことである。最近の論文では，統合失調症の症例のわずか11％が同じ診断の親を少なくとも1人もっているだけで，一方，統合失調症の全症例の37％は第一，第二親等の中に同じ診断を受けた人がいないことを指摘している[50]。つまり，もし第一親等の家族をもつ人々を観察することで症例を発見するという方法だけを用いるなら，将来統合失調症になる症例のおよそ90％近くを見落とすことになる。したがって，もしこの戦略がとられた場合，統合失調症と診断さ

れる集団の中の非常に特異的な亜群しか発見できないことになるが,これは同質群ではなくむしろ異種群であると現在は考えられている。

2 リスクを定義するための評価法

ハイリスクの人々を定義するために,多くのアセスメントツールが用いられてきた。この研究法の早期には,明らかな精神病症状をもつ集団のために作られた既存のアセスメントツールが用いられた。しかし,最近はハイリスク症例の発見のために特別に作られたものが多くある。これらの方法のいくつかは以前に総説で紹介されているが[59],新しい測定法の多くはこの総説には含まれなかった。現在のところ,ハイリスク群の発見のために特別に開発された三つの評価尺度がある。これらはアットリスク精神状態の包括的評価(Comprehensive Assessment of At-Risk Mental State: CAARMS)[143],ボン式基底症状評価尺度(Bonn Scale for the Assessment of Basic Symptoms: BSABS)[71](訳注:発症予測のために項目を絞った統合失調症予測尺度(Schizophrenia Prediction Instrument: SPI)が最近開発されている),前駆症状のための構造化面接と前駆症状評価尺度(Structured Interview for Prodromal Symptoms and Scale of Prodromal Symptoms: SIPS/SOPS)[89]である。これらは世界の三つのセンターから生まれた。CAARMSはオーストラリアの評価法,BSABSはドイツ生まれ,SIPS/SOPSは米国生まれである。これらの特異的な評価法が現れる以前は,研究者は,明らかな精神病をもつ人々のために作られた一般的評価法を用いていた。

3 一般的評価法

簡易精神症状評価尺度(Brief Psychiatric Rating Scale: BPRS)[104]や陽性陰性症状評価尺度(Positive and Negative Syndrome Scale: PANSS)[66]は,精神科一般で使われる,よく確立した評価法である。Yungらはハイリスク群を発見するための研究で,最初BPRSを利用していた。これらの評価法は精神病性障害と関連する症状を明らかにするために利用され,症状の頻度と

重症度を評価することができる。PANSSとBPRSの主な不都合は，すでに精神病を患っている群を対象に作られたという点である。したがって，それらはハイリスク症例と結びついた発展中の精神病症状の測定に対する感受性に欠ける。PANSSは信頼性，基準，構成概念妥当性に優れたツールであることが知られており[67]，BPRSに比べて評価者間信頼性と予測妥当性に優れていると報告されている[10]。私たちはPANSSを研究に用いたが，それは私たちが仕事を始めたときには，より特異的な他のツールはまだ実証されていなかったためである。

　先に述べたように，PANSSは，発展中の症状を測定するための感受性という点で，ハイリスク群に用いるには限界がある。この測定法に関連した質問項目の多くは，その人が苦しい精神病症状をすでに体験している，または現に体験中であると仮定しているが，これはリスク状態と考えられる人々には当てはまらないかもしれない。PANSSとBPRSの双方は，病識の測定に関する項目を含んでおり，これはリスク状態の症例においては問題があり不適切かもしれない。したがって，BPRSとPANSSは明らかな精神病や精神病への移行のアセスメントには大変有効なツールであるが，この集団に用いる場合には，本来目的とした群とは異なるため明らかな限界がある。最近では，代わりのツールがこの群に取り組んでいる研究者の経験に基づいて開発されている。

4　リスク群への特異的評価法

　早期介入戦略に関する最近の関心により，多くの研究者は超ハイリスク（ultra high-risk）者の発見のために尽力している。つまりこの目的にかなった評価法が開発されてきているということであり，ここではこうしたさまざまな評価法について論じることにしよう。

5 オーストラリアグループ

　私たちが採用を決定した方法は，オーストラリア，メルボルンのORYGEN青少年健康サービス（正式には，早期精神病予防介入センター：EPPIC）で行われている仕事に由来する。このグループはPatrick McGorryの指導のもと10年にわたって，精神病の早期段階にある青少年に取り組んでおり，この領域における多くの研究の草分けである。ここは実践的な方法をもっており，新しく採用した治療を主要サービスに組み込み，その仕事を検討し，評価が高く影響力の強い研究を発表している。現在このグループは，青少年のためのサービス提供に関わる多くのサブグループをもち，その中の一つが個人アセスメントと危機評価（Personal Assessment and Crisis Evaluation: PACE）チームで，Philipsによってコーディネイトされている。

　このチームの研究の一つはYungが率いており，精神病に発症するリスクの高い症例を発見する実践的な方法を検討し，6カ月間で精神病への移行率40％という結果を得た[142]。これによって，多くの要素を組み込んだ，症例発見のための実践的アプローチが可能となり，これらの要素が結びつくことで，将来精神病になるリスクがある人を放置する期間を相対的に短くする。この研究に対して批判があるとすると，対象者が最初に組み入れられた段階ですでに精神病であったのに，面接者にそのことを明かすのに十分なほど気を許していなかった可能性である。この可能性は，最初の6カ月に8症例が精神病に移行したが，そのうちの5例が最初の1カ月で精神病に発展したという事実によって強められる。しかし，Yungら[142]は，これに対して反論を試みており，これらの症例は最初の組み入れの段階では精神病でなかったと確信している。たとえこれがそのとおりで，人々がリスク状態というよりは実際には精神病的であったとしても，このようにして対象者と関わることで，未知の初回エピソードの精神病を発見し，結果的に精神病未治療期間（DUP）を短縮することになる。これはそもそも，この方法がもつ道理にかなった目的であろう。

(1) 精神病の危険因子（PACEアプローチ）

　メルボルンのPACEクリニックによって採用された戦略は，短期間の枠組みの中で精神病に極めて脆弱と見なされる超ハイリスク群を発見するように練られている。これを達成するためには，多くの要素が検討される必要がある。第一に重要な要素は年齢である。どの年齢の人たちであっても，精神病症状を引き起こす可能性は明らかにある。しかしながら超ハイリスク群の特徴を明確にしようとする戦略をとるのであれば，精神病に発展する大多数の人々の年齢層を考慮する必要がある。これには14〜30歳の人々が含まれるが[142]，最近のイギリス保健省の早期介入実施策ガイド[32]の勧告は，14〜35歳の人々を標的にすべきだと提案している。図2.1でも見られるとおり，大多数の人々が精神病に発展し始めるのはこの年齢層であり，したがってこれが第一の危険因子と考えられる。

　図2.1から明らかなことは，男性が女性より早期に統合失調症を発症し，発症年齢のピークが約5年早いということである[58]。しかし，全生涯での危険率に性差はない[64]。図はまた，サービスがこの障害の発症に気づき，これを確定診断する時点も示している。もし未治療の精神不調や精神病を考慮に入れると，当事者はこの時点よりも前に，平均で約2年間何らかの困難を体験していたことを忘れてはいけない。

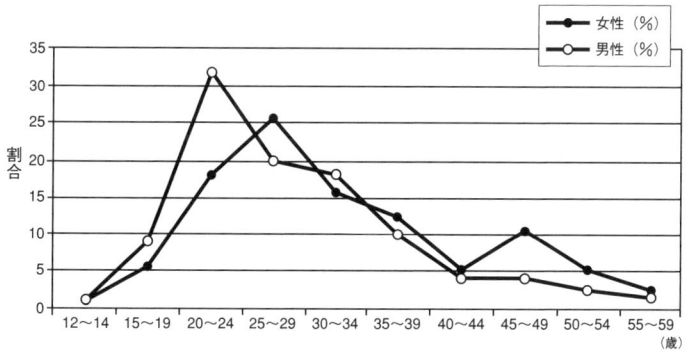

図2.1　統合失調症発症年齢を示すグラフ[58]

(2) 素因因子

研究者や臨床家の間では，ストレス脆弱性モデルが統合失調症や関連する精神病の病因に関して利用可能なデータを最もうまく説明するという一致した見方が一般的にある[49,51,102,146]。ストレス脆弱性モデルは生物学的または遺伝的脆弱性を特に強調しており，脆弱性因子として家族歴を重視する。それゆえ，もしある人が何らかの精神病性障害を有する第一親等の家族をもち，さらに何らかのストレスを体験している場合，彼らはリスク状態にあると考えられる。あるいは，もしある人が統合失調症スペクトラム障害の一つである統合失調型パーソナリティ障害と診断され，さらにストレスの増大を体験している場合も，リスク状態とみなされるだろう。したがってこれは，精神病の超ハイリスク群の発見に関連するもう一つの因子である。Yungら[142]はこれを操作的に扱えるようにし，精神病性障害の診断を受けた第一親等の家族歴または本人の統合失調型パーソナリティ障害の診断に加え，最近の機能低下が必要であるとした。彼女らはこれを，機能の全体的評価（global assessment of functioning: GAF）[1]を用いて評価できるようにした。

(3) 状態因子

上述のとおり，精神病を発症する人々の大多数は，近親者にその家族歴はない。したがってこの集団に対しては，症状に基づいた発見アプローチ（symptom-based approach to identification）が用いられる。このアプローチは，精神病症状が一夜にして完全な形で現れることはないという事実に基づく。PACEクリニックの方法は，ハイリスクの二つのカテゴリーを，①閾値下精神病症状（attenuated psychotic symptom）と②短期間欠性精神病症状（brief limited intermittent psychotic symptoms: BLIPS）[142]として記述している。閾値下症状のカテゴリーは，臨床閾値下の精神病体験をもった群を記述している。BLIPSのカテゴリーは，（治療に頼ることなしに）1週間のうちに自然に消褪する，明らかな精神病症状を体験する人をハイリスクに分類している。このカテゴリーでは，その当事者は引き続きBLIPSを体験するかもしれず，彼らが再び明らかな精神病症状を発展させるまでのBLIPS間の間隔は短縮すると想定されている。

PACEの初期の研究では，このような症状に基づいた基準を定義するためにBPRSが用いられた。PACEグループはその後，CAARMSを開発した。これは，状態と素因の特徴のすべてを一つの簡便な評価法に組み入れるツールを編み出すために，彼らの研究成果と臨床経験を利用した評価法である。これには，既存の評価法に頼らずにリスク症状を引き出すためのより適切な評価項目を含むなど，多くの改良点が組み込まれている。

6 ドイツグループ

1960年代，Huberは，統合失調症の縦断研究を行い[63]，この後方視的観点から「基底症状（basic symptoms）」の概念が展開された[54]。これらの症状は，病気の早期経過と関連した症状の発見に役立ち，BSABSにおいて操作化された。最近の研究では，BSABSを予測的な手段として用いており[71]，BSABSの一つ以上の項目が当てはまる110人の外来症例のうち，70％が9.6年の追跡期間中にDSM-Ⅳの統合失調症を発症した。これらの結果はハイリスク群を発見する明らかな能力を示しており，額面どおりならこの評価法の採択を強く支持するだろう。しかし，この結果に合致するのは，精神科に紹介された集団に限定される。もしそれが一般集団に用いられた場合，この評価法にあるいくつかの項目の特性により，多くの偽陽性の症例が同定されてしまうことが予想される。精神病を発症する症例は70％ではなく，むしろ2％のほうがもっともらしく，この評価法はこうした状況で用いられた場合には，限定的な価値しかもたないであろう[132]。また実際的には，これらの結果を得るためには症例を長期間追跡する必要性もある。こうした要因が重なって，この評価法を臨床集団に用いることは現在のところ制限されている。一般集団におけるこの評価法の有効性を調べるための研究が，欧州統合失調症予測（European Predication of Schizophrenia: EPOS）研究により，現在進行中である。

7 米国グループ

　米国ではリスク状態を予測する能力に対する関心が高まっており，McGlashanとその同僚は，世界中の研究プロジェクトに関わっている。彼のグループは，PRIMEクリニックで前駆症状のための構造化面接（SIPS）と前駆症状尺度（SOPS）を開発した[89]。これはリスク症例のアセスメントのために開発された特別なツールで，オーストラリアのYungとその同僚によって行われた研究に大きく依拠している。SIPSとSOPSは，米国での大規模無作為試験において使用され，ヨーロッパの大規模試験（EPOS研究）において目下利用されている。これは世界中で使用されるように，少なくとも12カ国語に翻訳されている。したがって，この評価法に関する非常に多くのデータが間もなく出てくるはずである。これはリスク症例に関連した徴候を検出し評価する感受性が非常に高いという点で，一般的評価法よりも明らかに優れている。症状を引き出すための評価項目は，リスク群にとてもよく適しており，精神病への移行は容易に評価される。

8 EDDIEアプローチ（イギリス）

　私たちは，PANSSのカットオフ得点に基づいて，Yungら[142]の期間と重症度の基準を改訂したものを用いて，このハイリスク集団を操作化した。私たちがこの研究を始めたときには，利用できる特異的評価法がなかったからである。臨床閾値下の閾値下精神病症状は，妄想が3点，幻覚が2〜3点，疑惑が3〜4点，概念の解体が3〜4点に得点される症状の存在で定義された。さらに，BLIPSと呼ばれる体験は，幻覚で4点以上，妄想で4点以上，または概念の解体で5点以上，かつ体験の持続は1週間未満で，抗精神病薬による治療なしに症状が消褪するものと定義される。

　私たちはYungら[142]と同じようなやり方で，素因-状態複合危険因子を操作的に定義した。私たちの用いた基準は，アットリスク精神状態の存在［私たちの研究においては，精神健康調査票（general health questionnaire: GHQ）[48]の事例性に適合するか，GAFにおける最近の30点以上の機能低下と

して定義された]，かつ，なんらかの精神病性障害をもつ第一親等の家族歴で示される遺伝的リスク，または本人の統合失調型パーソナリティ障害の診断である。

9 リスク群発見のための評点ガイドライン

表2.1は，私たちがPANSSの基準により，精神病発症のハイリスクにある人を定義するために利用する評価法の評点を図示している。

表2.1 リスク群を定義するPANSS基準を示した表

状態危険因子	
閾値下精神病症状群 PANSS得点 ●幻覚で2または3点，または ●妄想で3点以上，または ●疑惑で3～4点，または ●概念の解体で3～4点 症状は週に数回以上は現れ，1週間にわたって精神状態の変化がある。	短期間欠性精神病症状群 PANSS得点 ●幻覚で4点以上，または ●妄想で4点以上，または ●疑惑で5点以上 現れた症状は，1週間未満で自然消褪する。
素因危険因子	
●第一親等に精神病歴を有する。 かつ ●GHQにおける事例性に適合，または ●GAFで30点以上の低下	●DSM-Ⅳの統合失調型パーソナリティ障害の基準に合致する。 かつ ●GHQにおける事例性に適合，または ●GAFで30点以上の低下

10 発見のプロセス

リスク状態の対象者と接触する大多数の人たちが，リスク集団を評価するための複雑なアセスメントツールを手に入れ利用できると期待するのは実際的ではない。しかし，多くの異なる環境にある人たちが，精神病の相対的危険性について決定を下すために何らかの方法をもつことは重要であ

表2.2 紹介元となる可能性のある関係機関

学校
大学
総合大学
ボランティアサービス
社会サービス
GP（一般家庭医）
プライマリケアチーム
事故，救急サービス
地域メンタルヘルスチーム
青少年メンタルヘルスチーム

る。私たちの経験では，紹介元になる可能性があるさまざまな関係者との連絡に多大な時間と精力を注ぐことが必要である。**表2.2**では，リスク群や前駆期の人たちと接触することがあり，私たちが交渉をもった機関の大部分が列挙されている。ケアに至る経路の多様性を考えると，このようなさまざまな機関と紹介の道筋を作るために十分時間をかけることは重要である。

　さまざまな機関の各々と接触することが第一段階となる。この際，そのような組織からの信頼を得て接触する機会をもつために，サービスの責任者と話をすることが必要となる。しかし，リスク状態にあるかもしれない当事者に接触することがより多い一般のスタッフに会うことも同様に重要である。したがってもし可能ならば，責任者と前線のスタッフ両者とのミーティングを開くべきである。それが非常に時間をとることは明らかだが，やるだけの価値が十分にあることがしばしばである。通常これには紹介者になりうる人たちに対する教育の提供が含まれ，その内容は，どのような症状や徴候を探すべきかという情報から構成される。精神病発症の可能性に関する決定を下すための指針となるように，資料は将来の紹介のために必ず置いておくべきである。私たちが開発した紹介者のための手引きの一つが，**図2.2**に示されている。この手引きが容易に理解され，精神病に至る可能性のあるさまざまな経路を考慮に入れ，リスク状態の症例であるか否か定かでない症例を人々が進んで紹介できるようにすることが重要である。これはLaunerとMacKeanの研究[74]から改変したものである。

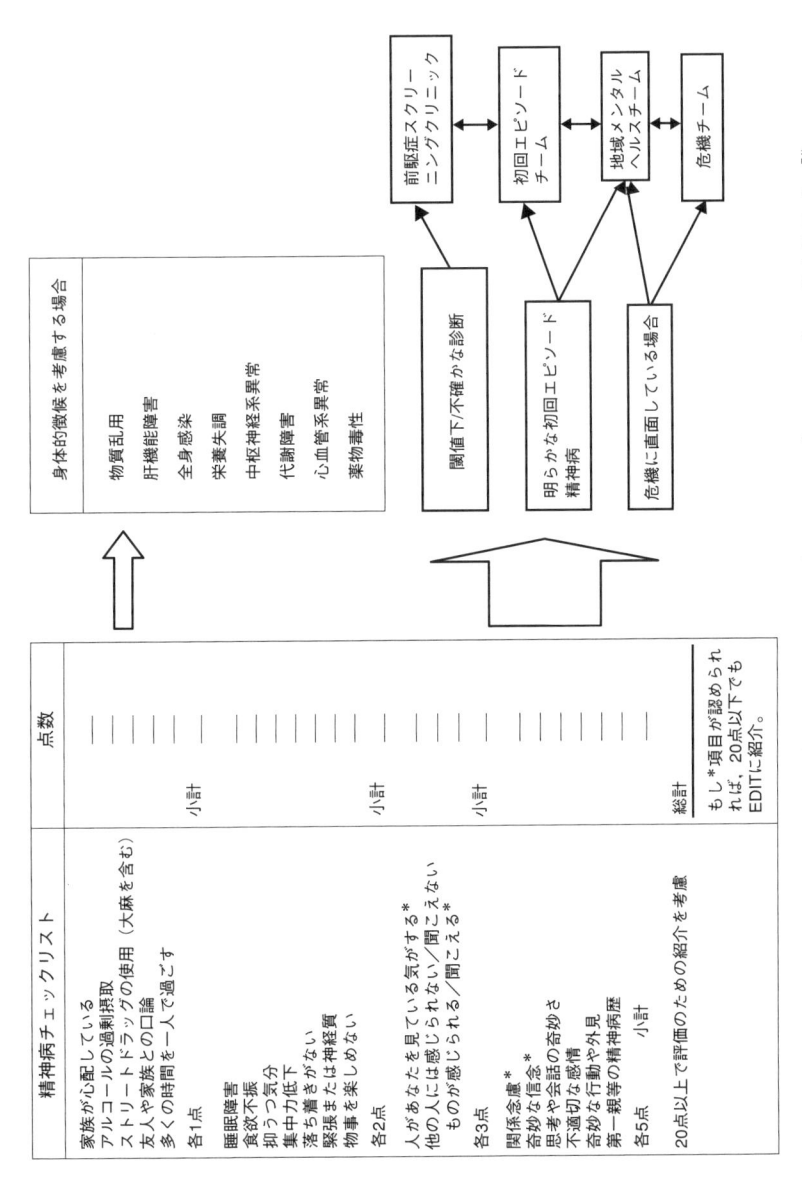

第2章 どのようにリスク群を発見するか 21

精神病チェックリスト / 点数

各1点
- 家族が心配している
- アルコールの過剰摂取
- ストリートドラッグの使用（大麻を含む）
- 友人や家族との口論
- 多くの時間を一人で過ごす

小計 ___

- 睡眠障害
- 食欲不振
- 抑うつ気分
- 集中力低下
- 落ち着きがない
- 緊張または神経質
- 物事を楽しめない

小計 ___

各2点
- 人があなたを見ている気がする*
- 他の人には感じられない/聞こえないものが感じられる/聞こえる*

小計 ___

各3点
- 関係念慮*
- 奇妙な信念*
- 思考や会話の奇妙さ
- 不適切な感情
- 奇妙な行動や外見
- 第一親等の精神病歴

各5点　小計 ___

20点以上で評価のための紹介を考慮

総計 ___

もし*項目が認められれば、20点以下でもEDITに紹介。

身体的徴候を考慮する場合
- 物質乱用
- 肝機能障害
- 全身感染
- 栄養失調
- 中枢神経系異常
- 代謝障害
- 心血管系異常
- 薬物毒性

閾値下/不確かな診断 → 前駆症スクリーニングクリニック

明らかな初回エピソードの精神病 → 初回エピソードチーム ↔ 地域メンタルヘルスチーム

危機に直面している場合 → 危機チーム

図2.2　精神病の疑いまたは初回エピソード同定のためのプライマリケアガイドライン[74]

こうした手続きが実施されれば，紹介を産み出すことができ，人々が精神病発症の可能性に気づくように促すことが可能となる。紹介後，当事者は，リスク状態の症例のアセスメントに熟知した早期発見チームの専門家の一人の診察を受ける（これについては次章で述べる）。このようにしてリスク集団へのスクリーニング・サービスが提供される。

11 症例の発見

　私たちのプロジェクトは，英国健康管理システムのもとで，メルボルンで開発されたもの[97,98]と同様の基準を使ってハイリスク集団を発見することが可能なのか明らかにすることを目的とした。プロジェクト中，134人の患者の紹介があった。134例のうち27例が基準に合わず，4例がすでに抗精神病薬治療を受けており（除外基準の一つ），14例がすでにDSM-Ⅳの精神病の基準に合致しており，28例がアセスメントのための面接に参加しなかった。残り61例のうち，3例が無作為化を拒否し（2人は自分たちの当時のカウンセラーに留まることを希望し，無作為化によって観察のみの群に振り分けられる危険を望まなかった），最終的には，計58人が，観察群，または治療＋観察群へと無作為化されることになった。

　全例の約10％がすでに精神病的であったという事実は，精神病の初回エピソードを発見しDUPを短縮するという点で，早期発見戦略が有効であることを示している。これはイギリスの他のいくつかのチームでも同様であり，バーミンガムの早期発見介入チーム（Early Detection and Intervention Team: EDIT）とロンドンのOASISチームでも，紹介された者の約25％がすでに精神病的であったという。精神病的とされた人の多くが，既存の（多くは二次的な）健康サービスにおいては，精神病のための介入が妥当とみなされていなかった。もし認識されていない初回エピソードが発見されれば，プロジェクトのスタッフの一員がクライアントに代わって彼らの問題についてサービス機関に連絡をとり，適切な治療が確実に行われるように手助けする。これは，本来どの早期発見チームにとっても重要な役割である。

　このような症例を発見できるようにするために，非常に多くの時間がチー

ムの認知度を高めるために費やされた。紹介元となりうる重要な関係者には，説明が行われた。紹介基準についてのアドバイスを定期的に行うため，私たちのチームの誰かが，紹介元の特定の人物と連絡を取り合うように試みた。最初は，一般家庭医（general practitioner: GP）と地域精神保健チームに対する説明が行われた。しかし，私たちが前進するにつれ，リスク状態の人たちに接触する他の組織の名前がチームにあげられた。すべてのGPと直接接触をもつのは不可能なので，地域の卒後医学集会で説明会が設定されたり，多くのGPが出席できる大きな診療所への訪問が行われた。一方，地域のすべてのGPに対し，リスク状態の基準とクライアント紹介の方法の詳細を知らせるために，症状チェックリストを添えたプロジェクトの情報が送られた。

　学校や大学は，私たちと話すことに非常に消極的で，これらの組織のいずれにおいても私たちの研究を紹介できなかった。この背景にある理由はよくわからないが，私たちが接触をもった人々は，非常に多忙であると話し，彼らの学校内の潜在的なメンタルヘルス問題（特に精神病）を話し合うことを懸念しているようであった。私たちが子供たちではなくスタッフを訪ね話したいと頼んでいたにもかかわらず，彼らは私たちがしていたことに懐疑的なままであったことは重要なので言及しておく。はじめのうちは，大学のカウンセラーもプロジェクトに対し消極的であったが，彼らは私たちに会うことに同意し，私たちがプロジェクトの詳細を説明することを許可してくれた。大学のカウンセラーはひとたび紹介を始めると，それが彼らのクライアントにとって有益だと気づき，さらに紹介をしてくれるようになった。結局のところ，彼らは私たちの最大の紹介元の一つとなった。彼らは，プロジェクトがまずはクライアントにとって有用であり，さらに臨床家としての彼ら自身にとっても，彼らがリスク状態のクライアントにどう対処したらよいか混乱したり確信がなかったりする場合に有用であると報告した。大学のカウンセラーがプロジェクトに関して何か問題を経験する場合に備えて，計画的に定期的接触を続けたが，この過程は有益だったようだ。このモデルはその後，私たちが関わるようになった他のさまざまな機関で採用され，EDDIEチームのメンバーがある機関の人たちに説明を行う際には，その後に定期的な接触が継続され，その多くはそのチームの中で興味をもったメンバーとの接触

(人)

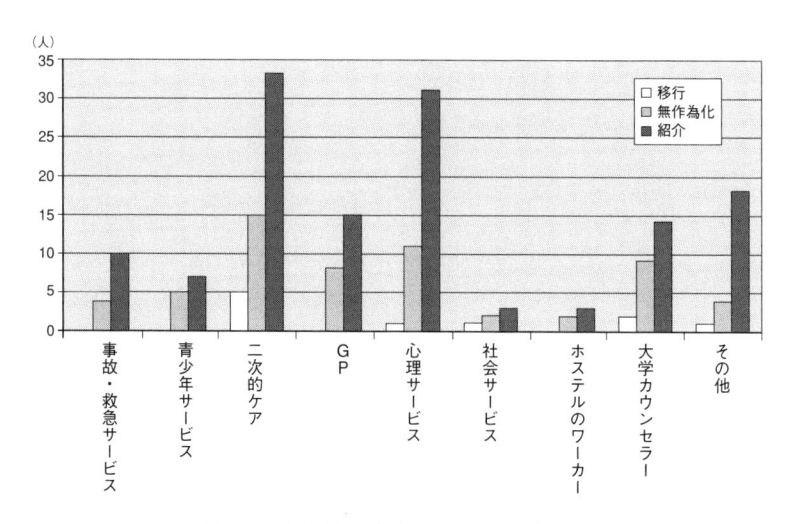

図2.3 紹介元と適合度を示したグラフ

であった。精神病に関わるサービスや経路の特質のため，広くさまざまな組織に対して説明をすることがEDDIEチームには大事であった。これには，さまざまな社会サービス部門，教育機関（特に大学），非営利セクターサービス，さまざまな健康プロバイダーが含まれる。これは図2.3に示される紹介率で明らかにされている。

　これらのサービスへアクセスする過程は，非常に重要だと思われる。最初にサービスの管理者と話をすることは，すでに述べたとおり非常に重要である。しかし私たちの経験では，クライアント群と定期的に接触する人々のために，さらなる説明を準備すべきである。自分が情報を下に伝えると話す管理者に惑わされないことが大事で，この仕事は早期発見サービスによって行われるべきである。なぜなら，管理者は多くの場合非常に忙しく，この仕事にわずかな時間しか割けられないからだ。私たちの経験では，もしそれを管理者に任せると，その説明は希薄なものになる可能性がある。それは，複数の要請の競合，プロジェクトについての信念の減弱，プロジェクトの背景にある根拠に対する理解の欠如，紹介基準についての不確かさ，紹介過程の不確かさのためである。それゆえ，管理者にとってこれは大事な仕事ではないと

いう事実を重視し，可能な限り私たちは自分たちでこれを行うように試みた。

サービスへの導入を容易にするために，紹介過程は単純化された。長たらしい紹介書式は避けた。なぜなら，これはサービスに接触してくる人の障壁になることがあり，紹介者がクライアントの目下の問題に関心がある場合には特にそうである。紹介者は，手紙，電話またはEメールでチームに連絡できることを伝えられた。私たちは，紹介する際の適用を狭めるのではなく広めにするように人々に奨励し，私たちがスクリーニング・サービスとして役立つことを強調した。非営利組織のいくつかは，威圧されているようにしばしば感じることを理由に，一部の健康機関に紹介することにためらいを感じると述べた。これらの組織は，詳細な質問を，しかも彼らにはついていくのが難しい専門用語を用いてなされたことがあったと述べた。そして，これが彼らのサービスの利用に影響し，問題がはっきり明確になって現れるまで紹介を遅らせてしまう可能性があると報告した。私たちは，クライアントだけでなく紹介機関にとっても，利用する側に親しみやすい方法をとるようにすべてのチームが心がけていることを説明時に話すことで，この問題を乗り越えようと試みた。クライアントの都合や面接に適した場所に左右されるが，チームは新しい紹介を受けてから1週間以内にそれを評価するように試みた。クライアントは，相談して決められた場所と時間で評価される。すべてのクライアントは，二次的ケア環境（訳注：精神医学的なケアを行うための専門サービスや施設）に来ることなく，彼らの地元で面接を受けたが，このことで彼らの移動距離は短縮された。紹介への最速な対応は6時間であり，これは紹介を受け，当事者が評価され，適合すると認められるまでにかかる時間である。

12 移行率

EDDIE研究では，さまざまな異なる紹介元から計134件の紹介が寄せられたが，紹介の相対的精度と精神病に移行した者は図2.3に示されている。全体として，10人（17％）（訳注：ハイリスクの基準に合致した58人のうち）の患者がPANSSの基準，抗精神病薬の処方，またはDSM-Ⅳでの精神病の診

断に基づいて，精神病に移行したと確認された．しかし，精神病への移行率は，観察だけを受けていた群と比較して，認知療法群で有意に少なかった[99]．

13 要　約

　精神病に罹患しやすい個人を予測することは，研究者と臨床家の長年の関心事であり，以前は遺伝素因の理論に焦点を当てた試みがなされてきた．最近，オーストラリアではより実践的な方法が開発されており，その方法は，比較的短期間で超ハイリスクと考えられる一群を発見するために，症状に基礎をおいた指標を家族歴とともに用いている．この概念はこの数年で発展してきたもので，当初は統合失調症をもつ人たちに使用するために作られた既存のツールに依拠していた．しかし，これらのツールには明らかな限界がある．最近では，将来的な精神病の超ハイリスクと考えられる人たちを発見するために特別に開発された新しい評価法がある．しかし，リスク状態の症例を発見する過程は，干草の山の中の針を探すようなものかもしれない．これらの症例は，さまざまな方法とさまざまなケアの道筋を経て現れる．したがって，この多様な現れ方に対応するためには，幅広い場所からの紹介を促進することが重要である．この複雑な紹介システムを作り上げるために十分な時間が割けられれば，このような症例を発見することが可能になる．

第3章 どの介入戦略を採用すべきか

1 介入戦略

MrazekとHaggerty[100]は予防的介入の概念について論じ，三つの予防的介入を識別した。これらは，普遍的戦略，選択的戦略，徴候型戦略である。詳細は以下に論じる。

(1) 普遍的戦略 (universal strategies)

 もし普遍的戦略が採用されれば，全人口に対して病気や障害に対する予防接種を行う必要があるだろう。特定の病気に対しこの方法をとる予防的介入が数多くあり，例えば，はしか，おたふくかぜ，風疹（MMR）ワクチンは，これらの発症を予防するために子供に行われる。病気の根絶へ向けて，ワクチンは人口全体で行われることが望まれる。精神病の予防を目的とする普遍的戦略があるならば，それは，虫歯の減少のためにフッ素が加えられるのと同様に，低用量の神経遮断薬の投与を飲料用水道システムを通して行うようなものかもしれない。この戦略では，予防接種を試みるために低用量の神経遮断薬を全人口に施すのであろう。しかしこの戦略は，倫理的懸念を引き起こす可能性がある。普遍的戦略としての予防接種に匹敵する心理学的方法は，精神病についての教育を全人口に行うことであろう。これは検討すべき重要なことかもしれないが，精神病への移行を予防するには，教育的介入だけではその効果には限界があるだろう。しかし，それは飲料用水道水に神経遮断薬を入れることと比べれば，倫理的葛藤はおそらく少ないだろう。

(2) 選択的戦略 (selective strategies)

　MrazekとHaggerty[100]によって検討された選択的介入法では，特定の危険因子にさらされた人が標的となるだろう。精神病との関連では，遺伝的素因をもつ人々（精神病の家族歴をもつ人たちなど）が含まれる。この群は，精神病への移行を予防するために，医学的または心理学的介入の標的になるかもしれない。しかし，すでに述べたように，これは精神病を発症する人々の中の特定の小さな亜群を発見するのに役立つだけだろう。したがって，この戦略単独ではこの問題を処理する有効な手立てとはならない。

(3) 徴候型戦略 (indicated strategies)

　最後の方法であり，このテキストで利用されるのは，ハイリスク状態にあると思われる人々や，わずかではあるが検出可能な精神病の徴候を示す人々を標的にすることである。このアプローチは「徴候型予防 (indicated prevention)」と名づけられ，PACEクリニックで採用された戦略である。Yungと同僚たちのアプローチは，世界中の研究プロジェクトの多くで採用されており，そこではリスク状態の症例の発見に，彼女らの基準に基づいた類似の戦略が用いられている。しかし，症例の発見に引き続く治療の選択肢は大きく異なっている。

2　どの介入を採用するか

　精神病の徴候型予防にはさまざまな方法が用いられる。オーストラリアではYungら[142]が，支持的な心理社会的介入を彼らの早期の仕事で用いた。こうした介入にもかかわらず，精神病への移行率はまだ40％もあった。こうした介入がなければ，移行率はさらに高かった可能性もある。このことから，心理的介入それ自体には，精神病への移行を減少させる力はないかもしれないと推論された。この結果，移行率を減少させるための特異的介入の能力を試すために，無作為対照試験が行われた[84]。この試験における彼らの特異的介入には，彼らが精神病への移行を予防する点において何らかの特異性をもつと考えた，薬物療法（低用量のリスペリドン）と認知行動療法が介入とし

て含まれている。これらの介入は，明らかな精神病症状に対する効果をもとに選ばれた。試験では，これらの介入は必要に基づく介入（needs based intervensions: NBI）と比較されているが，これにはケースマネージメント，教育，存在する症状を標的にした支持的精神療法が含まれる。この試験で彼らは59例を無作為化し，28例をNBI群に，31例を特異的介入群に割り振った。6カ月続いた治療相の最後には，特異的介入群とNBI群との間には，移行率に有意差があった。しかし，その後6カ月の追跡後は，intention-to-treat解析を用いると，その差は有意ではなかった（0.24）。このことから，精神病の発症を遅らせることは可能であり，精神病への移行予防の可能性が示唆されると彼らは結論づけた。

　米国では，Yungらが最初に開発した方法に基づき類似の発見戦略が用いられた。彼らは一般的な評価法には頼らず，リスク状態の症例の発見に役立つ特異的な評価法として，前駆症状のための構造化面接（SIPS）と前駆症状尺度（SOPS）を開発した[88]。彼らは主要な介入として医学的介入を採用し，非定型抗精神病薬（オランザピン）を選んだ。研究は無作為対照二重盲検である[80]。参加者は，プラセボかオランザピンのいずれかを投与されるように無作為に割り当てられた。1年間の服薬のあと，次の1年は投薬なしでのアセスメントが続いた。もし精神病に移行したら盲検はすぐに中止され，オランザピンが処方された。これは多施設試験で，SIPSによりリスク状態と見なされた60例が無作為化された。

　薬物療法に関する現在の立場は，臨床的平衡（clinical equipoise）という立場であるように思われる[84]。これは，薬物療法がリスク状態のクライアントに正当化できるか否かを決定するのに十分な実証的研究がないことを意味する（これがまさに，いくつかの研究が明らかにしようとしていることである）。アットリスク精神状態の始まりを示す臨床閾値下の症状の出現は，神経遮断薬の使用を正当化すると考える者もいれば，リスク状態症例での神経遮断薬療法の開始は，現在のリスク評価の精度を考えれば多くの偽陽性例にこれらの薬物の副作用を不必要にもたらすと考える者もいる[13]。さらにBentallとMorrison[13]は，この集団に対する抗精神病薬治療は，苦痛を引き起こさずむしろクライアントが価値を認めている（あるいは機能的でさえあ

る）精神病体験に干渉するリスクがあると述べている。彼らはまた，体重増加や性機能障害を一般的にもたらす新しい非定型薬も含め，苦痛な抗精神病薬治療の副作用についても考慮すべきであると述べている。特にリスク状態症例の多くが含まれる年齢層においては，そのような副作用は自尊心に大きな衝撃を与えるかもしれない。また抗精神病薬治療は，致死性の悪性症候群を引き起こす可能性もある。もし薬が処方され，これによる副作用を体験した場合，将来サービスとの契約に悪影響を起こす可能性に注意すべきである。BentallとMorrison[13]は，青少年期の発達中の脳に対するこうした薬物療法の影響は現在のところ不明であることにも注意を促している。こうした考えが薬理学的介入の問題点となっている。

　私たちは，リスク状態症例の薬物療法は介入の第一選択肢としては正当化されないと考える。なぜなら，ハイリスク状態と定義された若い人たちの多くは精神病に移行しないからである。もし彼ら全員に薬が処方されれば，多くの人が必要もないのに薬物の副作用にさらされるだろう。実際McGorryらのデータ[84]は，非常に低用量の抗精神病薬投薬と比べても，認知療法がより受け入れられやすい介入であると示唆している。さらに彼らは，次のように述べている。

　　「患者の中には，第一選択肢の治療として，心理療法のみで対処できる者もいる」(McGorry et al., p.926)

　心理学的介入に副作用がないと思い込まないことは大切である。もし治療が良い方向への変化をもたらしうるのであれば，それはまた悪い方向への変化ももたらしうる。リスク状態の人たちに対する介入の明らかな危険性は，不必要なスティグマを与える可能性である。これに関しては用いられる専門用語が論点となろう。不的確に特定された偽陽性はもちろんのこと，ハイリスクの人々を「前駆的」「前精神病的」「前統合失調症的」とみなすのは，不必要にスティグマを与えるように思える。むしろこの人たちを，「苦しんでいる」「助けを求めている（help-seeking）」，あるいは「精神病発症のリスクがある」と記述するほうが，より正確であり，人々を病的とみなしたり，

スティグマを与えることが少ないだろう。

3 要　　約

　ハイリスク症例発見の原動力は当初，こうした人々の観察を試みることであった。これは，もし当事者が精神病に移行しても早期治療を促すことになり，結果として精神病未治療期間（DUP）が短くなるためである。今ではこれが実現可能となってきたため，精神病の経過を中断させるための一次予防策として利用できる第一選択の治療が検討されている。ハイリスク者が発見された場合に選択される治療戦略は，ハイリスク症例の早期発見を取り巻く問題全体に，さまざまな点で決定的な重要性をもつ。選ばれた治療戦略はクライアントに受け入れられるものであるべきで，彼らに特有な問題を標的とする能力を備えているべきだ。もし治療戦略が効果的でない，または（クライアントが介入に応じることを妨げるような）副作用がある場合には，影響は明らかに出てくる。神経遮断薬による薬理学的介入は，非定型抗精神病薬の出現前には考えられていなかったであろうといわれている。しかし，古い抗精神病薬ほどは障害を与えないにせよ，非定型薬にも耐えがたいほどのさまざまな副作用がある（特に精神病を発症する危険性が50％以下の者に対して）。前駆症状の性質を考えると，心理学的方法は最適な治療に思える。これは，出現している精神病症状だけでなく，彼らが助けを求める行動を起こすきっかけとなった不安や抑うつなど，関連した問題をも標的にできるからである。利用できる心理学的介入の中でも，認知療法（cognitive therapy: CT）が選択すべき治療と思われる。その理論的根拠については，第4章で論じる。

第 II 部
精神病予防のための認知療法

第4章 なぜ認知療法か

1 なぜ認知療法か

　認知療法（cognitive therapy: CT）がハイリスク群に対して特に有益だとする論拠をいくつか引用しよう。第一に，認知療法において通常標的とされる心理学的過程は，メタ認知と自己スキーマを含んでおり，この要素は精神病のリスク状態の人で高まっていることを私たちは示した[97]。第二に，明らかな精神病患者では，前駆症状の認知行動モニタリングが早期介入と再発予防や再発からの回復を容易にし[20]，再発リスクのある人たちに対して認知療法を行うと，再発や入院を有意に減らすことが示されている[57]。これは認知療法が短期間欠性精神病症状（BLIPS）を経験した人たちに対し有益だということを示唆する。

　同様に統合失調症スペクトラムの診断を受けた患者の急性および慢性の精神病症状に対する認知行動療法的介入の有効性を示す無作為対照試験が多くある[34,72,121,128]。もし認知療法が持続する精神病症状に関連する苦痛を軽減するのに効果的なら，認知療法は閾値下の精神病症状を体験している人々にも役立つと思われる。精神病発症のハイリスク者に対して認知行動療法（cognitive-behaviour therapy: CBT）を提供することを強く支持するもう一つの理論的根拠は，精神病性の前駆状態においては気分に関連した症状が優勢だということである[16]。CBTは，不安障害[27,28]とうつ病[62]の両方に効果的な治療である。したがって，認知療法はハイリスク集団に存在する一般的な感情障害に有効と思われる。例えば，McGorryら[84]は，彼らの臨床試験で精神

病に移行しなかった43例のうち8例が気分障害の基準に合致し（大うつ病性障害または気分変調症），8例が不安障害の基準に合致したと報告した。また，共有化された問題リストと目標を考案することを強調する認知療法の形式は，この治療が偽陽性例にも役立つことを保証しているようにも思える。ハイリスクとラベルづけされることや彼らの行動からスティグマが生じる可能性があることを考えると，この形式はさらに，認知療法がスティグマについてのいかなる不安をも標的にできることを意味する。まとめると，これらの論拠は，CBTがクライアントや保護者に受け入れられやすい形で精神病への移行を予防するのに特に適していることを示している。

2 認知療法はどのような形式をとるべきか

どのように認知療法が提供されるのか，グループにおいてなのか，個人に対してなのか，あるいは家族に基づく介入形式なのかは，さらなる研究を要する問題である。グループに基づく介入は，この群に効果的な介入となる可能性がある。グループのメンバー自身が多くの作業を担うことができ，体験のノーマライゼーションは達成されやすくなるだろう。しかしながら，ハイリスク群は同質ではない。彼らの問題はかなり異なっており，多くの問題を抱えるグループでの認知的介入を展開するのは難しいものとなるだろう。また，グループに基づく介入のための契約は問題が多い。ハイリスクの人たちを発見するのは容易ではなく，発見された人たちの中には，より大きな脅威を感じるためにグループでの介入に参加したがらない人もいるだろう。したがって，グループに進んで参加する人を一度に十分な人数集めることは困難であろう。私たちのサービスは個人療法に加えて，以前のサービスユーザーにより協同運営されているグループアプローチを提供している。

精神病での家族介入はその有用性が示されているが[109,127,128]，主によく管理され資源に恵まれた研究プログラム内でのことである。しかし，数多くのトレーニングプログラムがあるにもかかわらず，トレーニング後に続くこうした介入の実施はまだ非常に限られている[36]。こうした介入の性質を検討することは重要である。これは心理教育的要素を含むことが多く，家族の一員が

統合失調症をもっているという事実に焦点を当てている。この教育は，統合失調症は薬物療法を含む長期の治療を要する障害を起こす疾患であるという事実を強調する。これは，ハイリスクのクライアントに取り組む私たちのアプローチの中で強調されているメッセージと合致しないところがある。一方，家族メンバーに対しても支援を行うためには，彼らとの関わりが必要になることが多い。リスク群に特異的な家族介入は，さらなる発展を必要とする。ここで個人アプローチが残るが，実際これが最も適切に思える。このアプローチは別の機会ですでに簡潔に論じられているが[44,45]，治療過程に関する以前の記述をより詳しく述べたい。次節では，介入の構造と過程により詳しく焦点を当てる。

3 個人認知療法

認知療法の特異的構成要素は，どの障害が扱われるかによりいくぶん違いがある。

しかし，認知療法に一貫した部分があることも明らかである。Beck[5]は以下のように述べている。

- 認知療法は，治療する障害の発症と持続を説明する認知モデルに基づくべき。
- 認知療法は，概念図（formulation）に基づくべき。
- 認知療法は，構造化された過程であるべき。
- 認知療法は，共有化された問題と目標に基づくべき
- 認知療法は，教育的で，クライアントが治療過程を理解できるようにすべき。
- 認知療法は，変化のための手段として，導かれた発見法（guided discovery）を利用すべき。
- 認知療法は，ホームワークを含むべき。
- 認知療法は，時間を限定すべき。

(1) 認知モデルに基づく

認知療法は治療する障害の認知モデルに基づくべきである。これは，治療戦略を選択するために用いられる症例の概念化（case conceptualisations）を検証可能な形で展開することを可能にする。精神病の発症や持続を説明するいくつかの認知モデルがあるが，私たちのアプローチはMorrison[93]によって概要が説明された精神病のモデルを利用しており，これは第6章で詳しく述べる。

(2) 概念図（formulation）に基づく

認知的技法を提供することと認知療法の違いは，後者では，認知療法家が個人の問題の概念図に沿って，変化のための戦略を選択し適用する点である。概念図は，その特定の障害を特徴づける認知モデルに基づいて，治療の早期に作られる。それは問題を取り扱うための戦略を与えてくれる。一方極めて重要なことは，症例の概念図は治療を通して発展し変化する動的過程とみなされる点だ。治療者は，彼らの最初の概念化（conceptualisation）が適していないように思われる場合は，それに堅く固執すべきでない。概念図は，治療過程を通して定期的に見直されるべきである。

(3) 構　造

セッションに構造をもたせることは認知療法の重要な側面と見なされている[6,76]。これにより，クライアントと治療者が問題を系統的に見直し，達成しようとする適切な目標や戦略を計画することで共同作業の開始が可能となる。構造があることで接触時間は最大限となり，クライアントと治療者が取り扱おうとするすべての項目を達成することが可能になる。これには社会化（socialisation）の過程が含まれる。この過程で治療者は，思考が感情と行動にいかに影響を与えるかというモデルにクライアントを順応させるだけでなく，これらの思考に取り組むために構造を課すことがいかに大きな成果があるのかというモデルにクライアントを順応させる。精神病の認知療法における構造の重要性に関しては，さまざまな意見がある[41,99]。前精神病のクライアント・グループに取り組む場合には，認知療法の通常の構造に忠実である

べきだと私たちは考える。

▼例

あるカウンセラーが，私たちのプロジェクトへの紹介前に約1年間クライアントを診てきた。このクライアントは8回の認知療法セッションを受けた。治療の最後には，治療の何が役に立つと感じたかが取り上げられ，以下がその返答の一部である。

　　構造はとても重要でした。漫然と何かについて話をさせるのは，時にはいいかもしれないけど，そうではなく，実際私たちは問題点に焦点を当ててそれらを取り上げました。私はいつも何らかの治療を受けているような気がしていたけど，今は気分もいいし，何も問題ないです。こんなふうになるなんて考えてもみませんでした。

(4) 共有化された問題と目標

問題リストを作成することは極めて重要である。これによりクライアントは，自分たちの治療に何らかの方向性をもつことができ[70]，認知療法の共同作業的な性質に役立つことになる。問題指向的介入を提供する際にはいくつかの重要な段階があるが，下記のような原則に基づくべきである[60]。

① 問題を同定する。
② これを目標へと置きかえる。
③ 長所（strength）を同定する。
④ 長所の利用－目標への現実的方法を見つける。
⑤ 現実的な目標を設定する。

私たちのクライアントの問題リストから，いくつかの例を下記に示す。

「住んでいる所に満足していない」
「家を離れると不安になる」

「本当の母を見つけたい」
「外出時に私を見て笑っている人が気にかかる」
「仕事を見つける必要がある」
「もっとお金がほしい」
「妹は私に意地悪だ」
「それがまた私に起こるのは避けたい」
「私のどこが悪いのか知りたい」
「落ち込んでいる」
「不安だ」
「彼女がほしい」

これらの項目の多くは，さまざまな形で繰り返し問題リストにあげられる。問題リストの一般的な主題には下記のような事項が含まれる。

- 孤独
- 社会不安
- 親しい友だちがいない
- 自分は人と違っていると感じる
- 症状は「狂っている」しるしだ
- メタ認知
- トラウマ
- 適応の障害

これらの主題のいくつかに関連した介入戦略は，次の章でさらに詳しく検討する。

網羅的な問題リストができたら，それを目標に置きかえるべきだ。クライアントが目標を達成したかどうかはっきりとわかるように，目標は行動的な用語で記載されるべきである。「私はもっと幸福に／よくなりたい」のような目標が述べられたら，「もしあなたがもっと幸せになったら，何をするだろう」のような質問を加え，こうした目標を操作すべきである。

目標は，以下の形式（SMART）にしたがって記載されるべきだ。
  具体的な（**S**pecific）
  測定可能な（**M**easurable）
  達成可能な（**A**chievable）
  現実的な（**R**ealistic）
  限られた時間の中で（**T**ime Limited）

困難な一連の問題から具体的な治療目標へと移る過程は，長い過程かもしれない。この課題をしっかりと仕上げるためには，1，2回のフルセッションをまるまる費やすかもしれない。これは限られた治療時間の中ではかなりの時間のように見えるが，この過程それ自体が非常に治療的である。取り組むべき具体的目標を共同で立てることは，クライアントがじっくり腰をすえて彼らの問題の詳細に取り組もうと試み，目標が達成可能だと知るはじめての機会になるだろう。また，問題というものは否定的で過去や現在にあるが，目標というものは肯定的で未来にある。

▼目標の例
- 代わりにどんな住居が利用できるか探し，ウェイティングリストに入れてもらうために，住居を斡旋するさまざまな業者・機関に手紙を出したり電話連絡をする。
- 外出するとき，人々が私を笑っているのか，それとも私がただそう感じているだけなのか，もっとしっかりと区別したい（できれば苦痛を60％から30％に減らしたい）。
- 私が経験していることが統合失調症の始まりであるのかどうか理解していく。
- もし不安が軽くなったら，そうしたいと思ったときに家を離れて近くの店まで行ってみたい（少なくとも週3回）。

(5) 教 育 的

認知療法では，クライアントが治療過程を理解できるようにすることに大

きな力点が置かれている。教育的要素に関わるのは，クライアントが彼らの問題を理解し，概念化し，そして彼らの思考を評価し，代替的説明（alternative explanation）を考案し，彼らの恐れを実地で検証する方法を考え出すように教えていくことである。クライアントが自分自身の治療者となることを可能にするこの過程は，再発率を下げる大きな要素である。構造化された治療の性質はこの過程を助ける。

(6) 導かれた発見法（guided discovery）
　認知療法に関する原理的特色は，導かれた発見に到達するためにソクラテス的対話法（Socratic dialogue）を用いることである。この質問スタイルは，認知療法を推進するエンジンのようにみなされている。それは，治療者が治療中にかなり能動的であることを要求し，共同経験主義（collaborative empiricism）を促す。この過程では，治療者が質問を行うことで，クライアントは自分たちの思考過程の利益と不利益（advantage and disadvantage）と思考の正確さを評価することができる。それは，クライアントに別のものの見方をする必要があることを納得させるように治療者が挑んだり説得したりすることに関わるのではなく，むしろ発見の旅を共有することに関わるのだ。この質問スタイルは治療に極めて重要な要素であり，治療過程に不可欠な要素であるべきだ。

(7) ホームワーク
　これは認知療法に必須な側面であり，またそのようにみなされるべきだ。つまり，アジェンダ（検討事項）には，ホームワークの設定と前回のセッション後に行われたホームワークの評価のために特別な時間を割り当てるということだ。ホームワークの理論的根拠はクライアントに明確に説明されるべきであり，ホームワーク課題の選択はセッションで話されたことを反映させるべきである。ホームワークの理論的根拠は以下に示される。

　　私たちが，週に1回ほぼ1時間しか会えないことは明らかです。しかし君の問題は毎日24時間続くかもしれません。セッションの間私たち

は，君の問題を引き起こし継続させている要因に焦点を当てましょう。そして，これらの問題の助けとなる新しい戦略を立てることに目を向けましょう。大事なことは，セッション中にだけ役立つ戦略ではなく，セッションの外でも役立つ戦略を立てることです。もし，私たちが立てた戦略が役に立たなければ，もちろん代わりの戦略を考える必要があるでしょう。つまり，私たちがやっていることが他の状況でも役に立つか確認するために，君がセッションの外で課題に取り組むことができれば，時に助けになるだろうということです。これは役立つと思いますか。

ホームワークとなる課題に含まれるのは，認知や行動パターンを特定するためのアセスメント，仮説を検証するための行動実験の利用，信念の支持または反論のためのデータ収集をするための認知戦略の選択などである。もう一つ重要なホームワークとなる課題は，記憶や情報処理を助けるためにセッションの録音テープを聞くことである。

▼ホームワークで行う課題の一般的な例
- 問題／目標リストに優先順位をつける。
- 概念図を再検討する。
- 治療セッションのテープを聞く。
- アセスメントの一環として集められる活動の基準を作成するために，活動スケジュールを作成する。
- 活動スケジュールによるアセスメントから集められたデータは，活動レベルを増大させるという変化のための理論的根拠を与え，また，活動レベルの変化が気分に影響を与えるのか検証するために引き続き行う行動実験の理論的根拠を与える。
- 非機能的思考記録（dysfunctional thought records: DTRs）を通して，思考をモニターするように促す。
- 安全行動の有効性を修正や操作を通して検証する。

多くの人々が，外出して公共の場にいるときに人々が自分を笑っている，

表4.1　実験シート

検証される考え：通りにいる人たちが私を笑っている。					
普段の安全行動：急いで歩く，地面を見る，人を見ないようにする。					
考えの確信の強さ（0～100％）　　実験前：90％　　実験後：20％					
考えを検証するための実験	起こりうる問題	問題に対処するための方法	予想される結果	実際の結果	代わりの考え
通りを歩くときには，通りの人たちを見て，地面を見続けることはしない。	それをきちんとやらない。十分に自信がないので，それを全くやらない。	最初はポール先生に一緒に歩いてもらい，徐々に2人の間の距離を広げる。このあと，これをホームワークとして試す。	多くの人が笑っているのを見る。そのうちの8割の人の笑いが私に向けられる。	多くの人たちが笑っているのを見たが，私を笑っているようには見えなかった。	通りの人たちは確かに笑うけれども，それにはさまざまな理由があるのかもしれない。

自分を見ているように感じるという不安を述べる。**表4.1**は，問題を持続させていると思われる安全行動の側面を検証するように計画された実験を示している（この書式はGreenbergerとPadesky[52]によって作成された行動実験の書式に基づく）。これをホームワーク課題として引き続き試すのに十分な自信をつけるために，最初は治療者とクライアントが共同でこれに着手すべきである。こうした状況は，そう珍しいことではない。

(8) 時間の制限

　認知療法は時間制限のある介入であり，セッションの最大数は治療開始時に合意しておくのが一般的である。治療を6回ごとのセッションに分け，6セッションごとにその日までの進歩を再検討し，必要であればさらに6回の契約を行うことは有用である。6セッションごとに目標を再検討することは，目標をSMART（具体的な，測定可能な，達成可能な，現実的な，限られた時間の中で）（p.41）に沿って行うため役立つであろう。指針としては，セッションの最大数は通常24～30回であり，平均は約12回である（私たちの

研究では，最大セッション数は25回であった）。

　時に，22〜30セッションよりわずかに多く必要となることがあったが，追加セッションは通常，認知療法の追加というよりは，ケースマネージメントか，危機介入の目的のためであった。これは，クライアントの多くが現実的な問題をもっており，彼らのケアに関わる人が他にいないことが多いという事実のためである。

4　要　　約

　リスク状態の当事者への心理学的介入は，前駆期に関連する幅広い問題を特異的に標的にすることができるので，この群の治療の選択肢となるべきだと第3章で論じた。認知療法の構造と過程が結びつくことで，認知療法はクライアントや彼らの世話をする人々に受け入れられやすい形となり，精神病への移行を予防するのに特に適したものとなる。

　概念図に基づく認知療法の過程は，共有化した問題と目標リストを伴い，治療契約を強化し，問題の発生と持続についての理解を可能にするようだ。変化のための戦略は，何がその人に必要とされるのか指示するのではなく，仮説を検証するために共同経験主義の精神で用いられる。治療中に話し合われた戦略を強調するためにホームワーク課題を利用することがこの過程には重要であり，これにより治療セッションで行われる内容の確認ができる。最後に，この治療には時間制限的な側面があるため，人々はサービスから独立して人生を生きていくことができると感じ，希望と回復のメッセージを強調する出口戦略が可能になる。

第5章　治療契約

　このような形の介入を実際に実施するには，多少の議論が必要だ。なぜなら，この種の仕事に関わる潜在的問題がいくつかあるからだ。

　治療契約は，いかなるクライアント群と取り組んだ場合でも重要な問題であるが，他の群よりも治療契約を結ぶのが難しい群もある。私たちが一定の原則を守れば，このクライアント群と効果的に治療契約を結ぶことは可能である。一方，私たちが取り組むリスク状態の人々は助けを求めており，彼らの問題（これはしばしば精神病と関連しないが）に対する何らかの治療にアクセスすることに関心がある。したがって，問題指向的アプローチが治療契約の過程を促すといえるだろう。さらに治療関係の早期では，信頼とラポールを発展させることが重要な役割を演じることは明らかだ。この問題指向的アプローチは，すでに述べた倫理的葛藤を乗り越える拠り所であり，また治療契約過程の拠り所であると私たちは考える。万が一，精神病への移行が起こった場合でも，早期の治療契約は，治療プログラムを忠実に守り臨床チームとの協力を高めるなど，将来の利益をもたらすだろう。これはさらに強制治療や強制入院の必要性を減らすかもしれない。

1　治療契約の原則

　将来の精神病のリスクが高いとみなされるクライアントに認知療法に取り組むように働きかける場合，考慮すべきいくつかの要素がある。治療者は，クライアントが誰かに会うのに神経質になっていたり，いやがっていたりする可能性があることを認識すべきである。もし治療者が，それはよくある体

験だと説明すれば，緊張はほぐれ始め，体験を正常とみなし，これを問題として取り上げ取り組むことが可能になる。治療者は，精神病症状が臨床閾値下または一過性であっても，コミュニケーションや情報処理に大きな影響を与えうることに注意すべきだ。したがって，治療者とクライアントが理解度を確認するために簡単な要約を行うなどの定期的フィードバックが勧められる。この過程は，クライアントの視点が認められていることを保証し，クライアントは話を聞いてもらい，理解されていると感じることができる。自分は理解されていると感じることを保証するもう一つの簡便な方法がある。それは，質問するときに治療者が答えに興味をもっているように見えていることだ。これは人を治療に取り組ませるための非常に強力な方法になる。あまりに当たり前なことのように思えるかもしれないが，かなり多くの人たちは形式的な態度で，お決まりの質問をし，反応にはほとんど関心を示さない。私たちの研究に参加しているあるクライアントは，自分の一般家庭医（GP）の診察についてこう批評した。彼が被害的思考の症状を話していたとき，このGPは（形式的に簡単なアセスメントは行ったものの）コンピューターから顔を上げず，全く興味のないようすであった。このことに強く影響され，彼はこのGPを彼や彼の問題に興味をもたない人として捉えていた。

- クライアントと治療者の間に何か共通の基盤を見つけるように試みる。これは非常に難しい場合があり，特にクライアントと治療者の年齢や生活スタイルに大きな違いがあるときがそうである。しかし，もし共通の体験から何らかの要素が導き出されれば，これは治療契約の過程で重要な役割を担うことができる。もし共通の基盤が現れないのであれば，治療者はこの問題にあまり時間をかけすぎないように気をつけなければならない。もしそうでないのなら，若者の文化のことについて興味をもっている，または知っているふりをするというような罠にかかってはならない。なぜならこれは，見下すような態度に見られたり，すぐに見破られたりするからだ。
- 理解されるような日常的な言葉を使い，特殊な用語や不必要な専門用語は避ける。
- 話し合いでは，治療者の世界観にのみ関連するものではなく，現代的な評

価の基準が用いられることを確認する。
- 治療が行われる場所，セッションの数，評価基準といった現実的な側面も含め，治療に関わるいかなる問題も丁寧に説明する。
- 情報は徐々に集める。クライアントが明らかに難しいと感じるペースで進めない。
- セッション中は，協力的，能動的で，柔軟性をもち，固定した形式に固執しない。もし治療に役立つようなことが生じたら，その機会を捉えるようにする。早期に成功体験を達成することは大変貴重であり，認知療法の中では，一般に動機を高める重要な要因と考えられている。
- クライアントのはじめての精神病体験が，彼らに「制御できなくなる」または「狂ってしまう」という考えを伴った恐怖をもたらす可能性は十分にあり，これが彼らの治療観やサービスとの接触にどのように影響するのかよく検討する。
- 精神病症状に対するさまざまな反応の可能性と，これが彼らの現在の環境，人格発達，対処技能に与える影響に気をつける。
- クライアントの社会的文化的背景と，これがどのように治療の実際的側面に影響するかを考慮する（言葉の壁，予約時間，性別に特有な要請など）。社会的文化的背景は，治療の詳細にも大きな影響を与えるかもしれない。例えば，精神病症状が文化的に親和性があることは十分にあり，この場合は治療者側がしばし時間をとり，これらの問題のいくつかを理解するように努力すること（やスーパーヴィジョンでの議論）が必要になるという事実がある。
- クライアントと彼らの世話をする人々のサービスに対する態度を認識する。これには，これまでのサービスへの接触や彼らが聞いてきた話が含まれる。そして，これがどのように治療関係に影響するか理解する。
- 最後に，臨床閾値下または一過性の精神病症状でさえも，その人の生活に影響を与える可能性を全体的によく理解することが重要である。

2 事　　例

　デニスは若い男性で，最初は彼のGPの診察を受けていた。GPは彼をプライマリケア心理療法サービスに紹介した。そして長期心理療法に回され，次にそこから私たちのプロジェクトに紹介された。プライマリケアの心理士には，彼は治療契約が非常に難しいとみなされ，彼の問題はそのサービスが採用している短期療法アプローチに合わないと言われた。心理療法サービスは，デニスの問題はむしろ発展中の精神病に一致すると考え，私たちのチームに紹介してきた。彼は自分の中心的問題は，抑うつ的であることとパニック発作を経験することだと述べたが，彼は「気が狂う」ことも恐れていた。彼の母方祖母が統合失調症の診断を受けており，彼は自分で「おかしな考え」だとみなす体験をしていた。祖母は長年彼の家族と生活し，彼の説明では，彼女はひどく精神病的で，その行動は家庭内の口論や困難の多くの原因であるように思われた。

　デニスはGPの診療所で診察を受けたが，はじめの頃のあるセッションで，少し吐き気がすると述べた。1杯の水を頼んだため，治療者は部屋を出なければならなかった。水を持って戻ると，デニスは先ほどよりもいくぶん不安そうであった。感情の変化は認知療法の焦点であり，セッション中の変化は治療に大きく役立つ可能性がある。デニスが主に考えていたことは，治療者が他の人たちを連れて戻ってきて，その人たちが彼を地元の精神科病院に強制的に連れていくだろうという考えであったことが明らかになった。彼は次に，そうなる前にここから逃げ出そうと考えた。明らかにこれらの考えは不安を引き起こすだろうし，こうした思考の文脈の中で彼が逃げようと願ったことは非常によくわかる。これによって，この出来事について異なる感情や行動に至る，別の解釈を強調する認知モデルを発展させることが可能になる。デニス独自の解釈は彼の以前の経験から理解できたが，もし理解されなければチームやサービスとの治療契約に破局的な影響を及ぼしたかもしれない。

　この時点でのセッションの会話は次のとおりである。

治療者：はい，飲み物です。何か心配そうに見えるけど，何かありましたか。

デニス：いいえ，何も。先生が外にいた間ちょっと不安になったんです。それだけです。

治療者：不安になり始めたとき，どんな考えが頭をよぎったのか，話すことはできますか。

デニス：本当に何でもないんです。今思うとばかげたことです。

治療者：今はばかげたことだと思うでしょうけど，私が戻ってきたときは本当に心配そうでしたよ。あなたが心配していたときに何が起こったのか，あなたの頭に何がよぎったのかに目を向けてみることは役に立つはずです。

デニス：そうですね。僕は先生が人を大勢連れて戻ってきて，僕をどこかの精神科病院に連れていこうとしているんだって考え始めてしまって，それで本当に心配になったんです。

治療者：なるほど。もしそういう考えを私がしていたら，きっと私も心配になっていたと思いますよ。今，何が起こったのかもう少し詳しく理解す

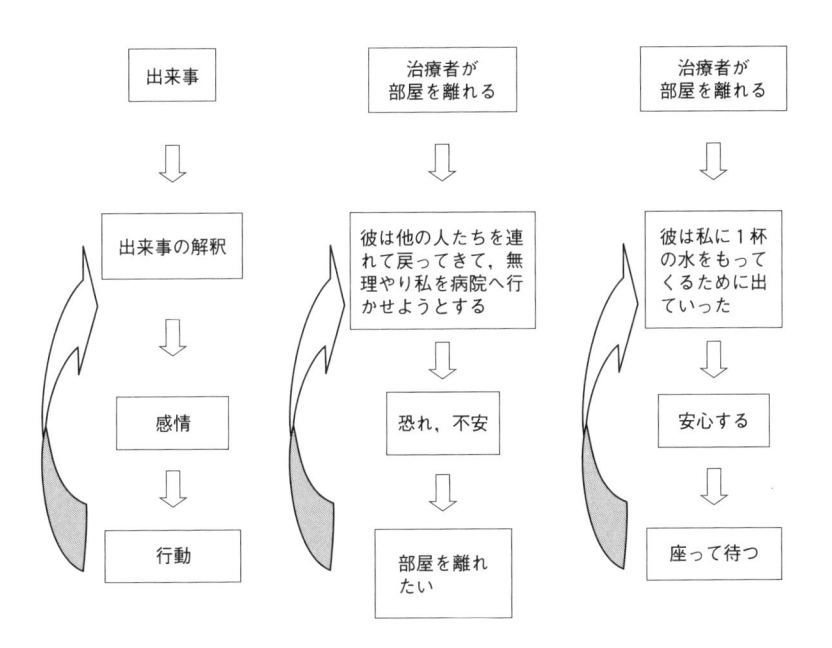

```
  出来事              治療者が              治療者が
                    部屋を離れる           部屋を離れる
    ↓                  ↓                    ↓
 出来事の解釈      彼は他の人たちを連    彼は私に1杯
                  れて戻ってきて，無    の水をもって
                  理やり私を病院へ行    くるために出
                  かせようとする        ていった
    ↓                  ↓                    ↓
   感情              恐れ，不安            安心する
    ↓                  ↓                    ↓
   行動              部屋を離れ            座って待つ
                     たい
```

図5.1　出来事，出来事についての信念・感情・行動を示す概念図

るために，少しだけ時間をとってみましょうか。
デニス：いいですよ。

図5.1のように，出来事，思考，感情，行動の循環が，導かれた発見法を利用して共同で作成された。

3 共同作業

セッションの場所は慎重に検討されるべきであり，また精神保健ケアに関連した二次サービスの施設はぜひとも避けられるべきだ。クライアントはこれを，自分の気が狂いかけていることをほのめかすさらなる徴候だと解釈するかもしれず（実際しばしばそう解釈する），その結果，助けにならないという考えの確信は強まり，予約に現れないことがある。クライアントに合わせた場所（GPの診療所，保健センター，青少年センター，地域コミュニティセンター，住居訪問など）での予約を行うことは非常に重要である。セッションは，クライアントの家より，何らかのサービスを提供する場所で行われることが望ましい。なぜなら，電話，テレビ，友だちの訪問などに邪魔される危険が減るからである。しかしこれは，その人がサービスの場所に現れるかどうかの釣り合いを考えてなされるべきだ。もしその人がサービスの場所に出向いてこないのであれば，自宅訪問が行われるべきだ。ただし，安全性は常に最優先され管理されるべきである。サービスの場所へ来ない理由は評価されるべきである。なぜなら，その人には強い社会不安や疑い深さがあるかもしれず，サービスを提供する場所でセッションに参加できるようになることが治療の目標になるかもしれないからだ。

セッションの時間設定は重要で，場所の設定と一緒に話し合われるべきである。このクライアント群の多くは大学や仕事などの活動に従事しており，予約時間に来るためにこうした活動の時間を割くことを望んでいない。したがって，9時から17時までの一般的な就業時間中に面接できないクライアントのための対策をとらなければならない。早朝よりも夕方のセッションの要望が多いことには留意すべきであり，これは私たちのクライアントの年齢層

を考慮すれば驚くことではない。したがって，サービスがこれに対応できるように検討することは重要である。

　ケースマネージメントと危機介入戦略を取り入れることが時に重要となる。精神病性障害をすでに抱えている多くの人々が，ケースマネージャーやサポートワーカーと接触をもっており，時間外サービスと接触する者もいる。しかしハイリスク群は，彼らが直面する困難の手助けとなる特別な手立てをもっていない。このため，クライアントが直面するかもしれない現実的問題の一部の手助け，例えば住宅斡旋機関・業者との接触や給付金に関する援助が非常に重要となることがある。危機的状況が起こることもあり，それに対応することは極めて重要である。

　最後に，この群では，身体的な病気や友人と遊ぶのに忙しいなどといったさまざまな理由で，セッションがよくキャンセルされる。このため，治療者はこうしたことに寛容で，プライマリケアの環境でしばしば容認される範囲を超えて予約を提案し続ける必要がある。

4　治療契約における問題

　前述のとおり，一定の原則を堅持することで治療契約の過程は容易になる。しかし，他のクライアントより治療契約を結ぶのが明らかに難しいクライアントがいる。紹介されてくる人たちの中には，二次サービスから紹介されてくる一群がいる。二次サービスはこのクライアントへのさらなる観察や介入が必要と考えているかもしれないが，これはクライアントが検討を希望していることではないかもしれない。特別な契約戦略が必要になるのは，（彼ら自身は直接助けを求めていない）このグループである。治療者は認知療法を開始する前に，クライアントと治療契約を結ぶために積極的アウトリーチ（assertive outreach）とケースマネージメント戦略を用いる必要性があるかもしれない。

　私たちの経験では，クライアントが治療者を信頼し，認知レベルでの作業を始めるために多くの活動に従事する必要が時々あった。裁判所への同伴，家探しの手助け，警察との約束への同行といったことすべてが，治療過程を

始める前にクライアントの信頼やラポールを得るために行われた。これは多くの認知療法家には異質なことに思われるかもしれないが，積極的アウトリーチの枠組みで働いている人たちにはこの活動の重要さがわかるだろう。もし誰かが住居や経済的問題のような明らかに差し迫った社会面での問題を抱えている場合は，これらに取り組まなくてはならない。例えば，もし彼らがホームレスならば，彼らにとって認知療法が役に立つ見込みはなく，彼らがホームワークをやり遂げるのに苦労するのは明らかだろう。

　私たちのチームが最近用いているもう一つの戦略は，治療者の「照会」を提供するために連絡のとれる元クライアントを活用することである。もし情報が，彼らが体験していることを理解できるサービスの部外者によって提供されるなら，これはクライアントが，治療者を信頼できると感じることを確実にする重要な方法になりうる。

　サービスとの以前のすべての接触を把握し，このことが，彼らが誰とも治療契約を結びたがらないこととどのように関係しているか知ることも必要であった。すべての介入が共同作業的であることを強調するとともに，用いられる非医療的介入を強調した情報を提供することが非常に重要であった。これは私たちのチームの活動で明白に裏付けられている。

　これらの戦略は，最初のうちサービスと治療契約を結びたがらないクライアントとの契約に非常に効果的である。しかし，ひとたびこの過程が始まると，ケースマネージメント式の介入から構造化された認知アプローチに移行することが非常に難しくなることがある。こうした観点から，クライアントに対して開始時に，現実的な問題の多くを喜んで手助けするが，ある時点になったら治療は構造化したアプローチに移行することが有用であると伝えておくことがとても役立つはずだ。この問題を克服する別の方法は，チームの他のメンバーが入ってケースマネージメントを行うことであるが，クライアントは，治療者ではなく，この人物と最終的に契約を結んでしまう可能性がある。これを回避する方法の一つは，クライアントと関わり始めるときに，治療者とチームの他のメンバーの両者が，現実的問題に対応できるようにすることかもしれない。クライアントがチームとより深く関わるようになればなるほど，治療者はより構造化された認知的アプローチを行う方向へ徐々に

移行できる。あるいはもしチームの他のメンバーが使えないなら，治療者は独立したセッションをもち，あるセッションでは認知・行動的介入に焦点を，次のセッションではより一般的アプローチをとることもできる。しかしこれは治療者とクライアント双方にとって，続けていくのが難しいことが時々ある。

5 要　　約

　この章では，このクライアント群と取り組む実際的問題のいくつかが論じられた。治療契約の重要性はこの章を通して強調され，この過程に関わる困難を克服するためのいくつかの戦略が提示された。これらには，治療セッションの場所や時間設定などの実際的な提案や，治療契約を妨げるかもしれない信念を検討するためにセッション中に試みられる戦略が含まれる。これは多くのサービスが非常に侵襲的な介入をさまざまに行うためである。信念の一部は，クライアント自身のサービスにおける直接的な経験に基づいているかもしれない。しかし彼らの信念は，メディアの捉えた「狂気」やその描写によるものかもしれない。治療契約の過程に何が影響を与えているかを理解し，系統立てて考えるための時間をとることは非常に重要である。

　最後に，認知療法を始める前にクライアントとの間に信頼やラポールを発展させるため，ケースマネージメントに基づいた，より支持的な介入を行うことがどのように必要となるのか概説した。しかし，この戦略もまた問題を含んでおり，これらの問題はこれを克服するための方法とともに再検討された。

第6章 理論，アセスメントおよび概念図（formulation）

1 精神病発症を説明する認知モデル

　Bentall[11]が主張しているように，最近の精神病の心理学的モデルは，精神医学的な症候群よりも症状に焦点をおく傾向にある。こうしたモデルにはさまざまな例があり[15,22,91,95]，（幻覚や妄想のような）特定の症状の持続を理解するために役立ち，その後の臨床的介入の指針を与える。しかし，これらのモデルの大多数は，精神病の発症についてはほとんど言及していない。ハイリスク群のクライアントが経験する精神病症状は，その形成が不十分であったり，すっかり完成していないかもしれない。認知療法の原理的指針の一つには，治療される障害には，認知モデルが存在すべきだというものがある。このモデルは，症状の発症と持続を説明し，これらの症状の治療指針を与える。そこで，精神病リスク状態の人たちに適用できるモデルが必要とされる。

　最近，精神病症状の発症と発展の概念化を可能にするモデルが作り上げられている[46,93]。Morrisonによって作成されたモデルは，侵入の解釈（interpretation of intrusions）に焦点を当てており，ある人が精神病的であると考えられるかどうかの決定には，侵入の解釈についての文化的非容認性（cultural unacceptability）が特に関わるとしている。このモデル（**図6.1**）は，精神病性障害と非精神病性障害の発展には，類似の過程が関わっていることを示唆している。WellsとMattews[139]の感情障害の感情機能障害における自己制御性実行機能（self-regulatory executive function: S-REF）モデルは，メタ認知（思考の思考）と，陳述的（declarative），手続的（procedural）

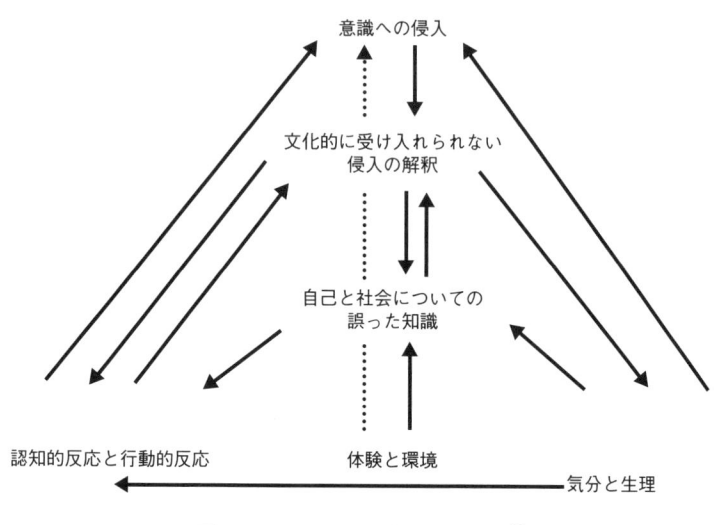

図6.1 Morrisonの精神病モデル[93]

信念を含む，自己と社会についての誤った知識が特に関わっているとみなしている。

　陳述的信念は，自身，世界，他者についての陳述で，例えば「私は悪い」，または「他人は危険だ」などである。一方で手続的信念は，情報処理戦略の選択を導くためのルールのようなものである（例えば，「妄想的であれば，傷つかずにすむ」）。精神病症状の最初の発現は，内的または外的な出来事について（文化的に受容できる）代替的説明（alternative explanation）を考えることができないことに，しばしば関係しているようだ。これは，そのような解釈のノーマライゼーションを促すような，信頼できる支持的な社会的関係の欠如によるのかもしれない[44]。そのような関係の欠如のために，自己と社会についての誤った知識を訂正できなくなるようだ。これは味方的介入（befriending intervention）でもたらされる，短期的な効果の説明に役立つかもしれない[121]。このモデルはまた，苦痛や精神病的解釈の持続には，役に立たない認知的反応（例えば，選択的注意や非機能的思考操作戦略）や行動的反応（例えば，安全行動や回避）が関わっていることを示している。このモデルは，パニック，強迫，社会恐怖，うつ病などの非精神病性障害の発展

と持続において同定された多くの要素を統合するので，精神病性，非精神病性双方の問題への取り組みに容易に適応できる。これは特に異種的なハイリスクの人々に適しており，精神病体験がありこれらを問題として優先する者もいれば，精神病体験があっても他の問題を優先する者もいる。また精神病体験はないが，家族歴のために精神病の発症を心配する者もいる。

　私たちの介入は，このモデルから得られる個別的な症例の概念図(formulation) に基づいており，クライアントの生活体験，そのときの環境，自己と社会についての知識，侵入と侵入についての彼らの解釈，彼らの感情，行動，認知，生理面での反応を組み合わせている。これはさらに，もし適切であればこれらの概念が取り入れられたもとである，感情障害の特異的モデル[28,118,139]の利用も促す。

2 アセスメント

　アセスメントの過程は，概念図を共同で作成し，共有するために役立つ情報を提供するように意図されている。この共有化された概念図は，クライアントの問題を検証可能で，かつ変化のための戦略に置きかえられる形で記述される。したがって，モデルがアセスメントで扱うべきテーマを導くことができる。

(1) 面接の実施

　認知-行動アセスメントの主な焦点は，人々が抱えている問題を五つのシステム（認知，行動，感情，生理，環境）に基づいて検討する，言語的な面接である。認知的因子に含まれるのは，ある人が何を考え，信じているのか（彼らの精神病体験に関する思考を含む），彼らがもつイメージ，彼らが何に注意を払っているのか，どのように注意を払っているのか，情報処理バイアスが関わっているのかどうか，彼らが何を記憶しているのか，望まない思考をどのように制御しているのか，などである。行動的因子に含まれるのは，困難な状況に陥る前後やその最中に何をするのか，恐れている結果を避けるための安全行動があるかどうか，ある物事や場所を避けるかどうか，などで

ある。感情的因子に含まれるのは，その人が困難な状況の前後やその最中にどのような感情をもつのかであり，生理的因子に含まれるのは，その人が生理的にどのような反応をするのか，睡眠パターン，他の生体的因子である。環境的因子に含まれるのは，住居，文化的環境，家族や同居者，友人，意義や価値ある活動の機会などである。アセスメントではそれぞれの領域を詳しく検討すべきであり，思考－感情－行動サイクルを探すことによって概念図と重なり合ってくるだろう（特定の問題や状況の持続を説明する概念図を考えるために役立つ）。これは認知モデルに慣れ親しんでいくことにも役立つだろう。

認知的因子をアセスメントするために役立つ質問は，以下のとおりである。

- そのとき，心に何が浮かびましたか。
- 最初に考えたことは何ですか。
- 何かのきっかけでそのように感じたのですか。
- その出来事についてのイメージはありますか。それはどのようなものですか。

これらの質問は，感情の変化や実際の生活状況に結びつけて用いられると，特に役立つ。

侵入は，それに関わる苦痛やその頻度を増加させるような形で解釈されることがしばしばであると，モデルは示唆している。そのようなメタ認知的解釈を評価するための質問は以下のとおりである。

- そう考えることは，あなたにとってどんな意味がありますか。
- そう考える結果，何か起こるでしょうか。
- そういう考えをもつことは，普通でしょうか／問題ないでしょうか／容認できるでしょうか。もしそうでなければ，どうしてでしょうか。
- こうした考えを止められなければ，何が起こるのでしょうか。
- そう考えるということは，あなたについて何かを言い表しているのでしょうか。

- そのような考えをもつことの利益や不利益は何かありますか。

このような質問は侵入的思考，否定的な自動思考，被害的思考，怒りの思考などに利用できる。

以下のような質問を使うことで，どのような注意的因子が関わっているのか評価することも重要である。

- そのような状況のとき，何に（最も）注意していましたか。
- 最初に何に気がつきましたか。
- そのような思考／感情／行動に目を向けていましたか。
- 怖いとき／悲しいとき／怒っているとき，あなたは何を最も意識していましたか。
- あなたは他人からどのように見られていると思いますか。
- それにいったん気づいた場合，他のことに集中することはできますか。

起こっている出来事から恐ろしい結果が生じないようにクライアントが用いる安全探索行動の評価もしばしば重要である[118]。そのような行動がひとたび同定されると，それらは仮説を検証したり，信念や侵入の解釈の確信を弱めるために操作することができる。安全行動は以下のような質問を用いて同定される。

- それが起こっている／起こりつつあると思ったとき，それを避けるために何をしましたか。
- もしあなたがこれをしていなかったら，何が起こっていたでしょうか。
- 症状をコントロールするためにすることは何かありますか。
- 問題に対処したり，問題を隠すために役立つことを何かしますか。

回避は，安全行動の極端な形として概念化することができ，以下のような類似の質問で評価できる。

- この問題のために，何かするのを避けていますか。
- この状況から逃れようとしたことがありますか。
- この問題のためにどこかに行けなくなることがありますか。

　安全行動は，アセスメントや治療戦略も含めて，第9章でより詳しく論じる。

　感情的反応の強度は，個々の状況，特有の思考や行動との関係で見積もり評価すべきである。感情を聞き出し評価する際には，クライアント自身の言葉を用い，私たちがそのような言い方を共有して理解しているかを確認するために，説明を求めることが重要である。個々の状況，特有の思考，感情，行動に対する身体的反応も評価すべきであり，解離性の体験と不安の感覚（例えば，動悸，めまい，視界の曇り，緊張，息苦しさ，発汗，震えまたは身震い，ソワソワ感，飲み込みの悪さ）には，特別な注意が払われるべきだ。
　これには，以下のような質問が用いられる。

- それに反応して，何か身体的変化が起こりましたか。
- その状況のとき，体に何か起きましたか。
- それを考えていたとき，体のほうはどんな感じでしたか。
- これが実際に起こっていることだと思わせるような身体的感覚はありましたか。

(2) 生活史上の要因

　認知療法の「今－ここで」への焦点に加えて，現在の問題のあらゆる分析のもととなる生活史上の文脈を知ることは重要である。これは，クライアントの過去の生活体験に関する情報や，その結果として発展した信念を聞き出すことで可能となる。
　アセスメントでは，発達史の次の領域が網羅されるべきだ。

- 幼年時代の全般的な印象
- 家族歴（同胞，両親，あらゆる別離）

- 最高の思い出
- 最悪の思い出
- 学校
- 友人関係
- 異性関係
- 文化的・宗教的な履歴
- あらゆる不快な性体験
- あらゆる身体的暴力
- 現在の環境（住居，経済，種々の活動，仕事・教育，文化）
- 特定の症状と関連する生活史上の要因（例えば，もし被害的思考が問題なら，薬物使用，犯罪多発地域での生活など，個人の安全性について考慮すべき事柄，警察や刑務所関係との接触）

(3) 信　念

　アセスメントでは，これらの体験の結果作り上げられた自分自身，世界，他人，将来についての信念も対象に含むべきだ。これらの信念を調和させるために作り上げた生活ルールも評価されるべきだ（例えば，クライアントが，自分は無価値だと信じている場合，高い期待をもった親との相互関係をもとに，「完全でなければ私は無価値だ」というルールを発展させるかもしれない）。アセスメントでは，彼らがこれらのルールにしたがおうとするために発展させた代償的行動戦略も扱うべきだ（例えば，いやだと決して言わずに，完璧を強く求める）。

　いくつかの中核信念（core belief）と，対応する代償信念（compensatory belief）の例を下記に示す。

　中核信念−人は信用できない
　代償信念−もし警戒を緩めれば，傷つけられる
　中核信念−私はみんなを失望させる
　代償信念−もし誰かと知り合いになれば，彼らは私にがっかりするだろう
　中核信念−私はおかしいので人に会うべきでない

代償信念－もし私と知り合いになれば，彼らは私をおかしいと思うだろう
中核信念－この世に私の居場所はない
代償信念－適応するためには完璧でなければいけない
中核信念－私は悪い人間だ
代償信念－物事がうまくいかないときは，私のせいだ

(4) 薬物使用

　アセスメントの過程には，薬物使用の分析も含めるべきだ。薬物使用は精神病の原因と考えられることが多く，それが当てはまる例もあるだろう。一方で薬物使用は，信念と結びついた苦痛を切り抜ける手段としての，自己治療の試みであるかもしれない。したがって，摂取した薬物の種類，量，頻度だけでなく，それらが摂取された文脈についても注意深く検討する必要がある。薬物治療歴は現在と過去の薬物使用も含めて調べ，これら薬物の摂取によって体験される可能性のある副作用のアセスメントも検討すべきだ。クライアントが薬物を処方により入手しているのか，他の方法を用いて自己治療しているのか評価することは有用だろう。

(5) リスク

　最後に，自己と他者に関するリスクを評価すべきだ。Beckの絶望尺度（hopelessness scale）は，潜在的な自殺念慮を見つけるために役立つ方法である。もしこれが見つけられたら，自殺企図の標準的アセスメントがなされるべきだ。多くの領域ごとにリスクアセスメントの方法があり，それにしたがうべきである。他者へのリスクは，もしその徴候があれば，これも標準的方法にしたがって評価されるべきだ。

3　概念図（formulation）

　概念図に基づく介入（formulation-driven intervention）が含まれることが，認知療法と単に認知的技法を用いることとの大きな違いの一つとみなされる。概念図に基づく介入は，認知療法過程の中核と考えられている。

ある障害（例えば，パニック障害）を治療する場合，初回面接の最後に症状を説明するための暫定的な概念図を作り出すことが可能であり，またそのように推奨されている[137]。しかし，このクライアント群に対してこれはあまりに目標が高いと思われるので，暫定的な概念図は2回目のセッションまでに作られるように提唱されている。これはその後の治療過程を通して拡充され，治療が進むにつれ新しい素材が加えられる。包括的な概念図を作り出すことが治療契約の過程を脅かす恐れがあるとみなされる場合があるが，もし治療者がクライアントの要望に鈍感であれば，そうなることは十分にある。しかし，概念図が，治療者が彼らの問題を理解するのに良い方法であり，さらにそれに取り組む手引きであることがクライアントに示されれば，概念化の過程は本質的に，治療契約を促進することができ，共同経験主義という認知療法の中核となる主題を反映する。

概念化は，クライアントがこれを理解し，了解していることを確認するために，最初はゆっくりと行うべきである。これは，問題リストで同定された特に問題となっている症状や状況の持続を説明するために，最近の特定の出来事を組み込んだ悪循環の図を用いると最も効果的であろう。そのような概念図は，認知的・行動的・感情的・生理的因子間の連鎖の発見的モデルに基づくことができる。これらは包括的であっても[52]，特定の精神病症状と関連していてもよい[24,92]。例えば，Morrison[91]によって概略が述べられた幻聴に対するアプローチは容易に修正することができ，クライアント特有の幻声体験に含まれる因子を，症状の持続の点から説明する概念図を提供する。

クライアントの問題についての認知的な概念図は，症状の代替的説明として用いられるべきだ。これは，症状が現実に基づく可能性があることも含め，クライアントが（治療者と共同で）作り出す他のすべてとともに用いられるべきである。これは，クライアントが認知的手法での作業に取り組み順応するために役立ち，介入戦略とホームワークの選択を容易にする。ひとたび概念図が得られれば，どの説明がクライアントの体験を最もよく説明するのか何らかの結論を下すために，言語的および行動的な再帰属法（reattribution method）が用いられる。

介入に用いられる戦略の選択は，個別の概念図によって決定されるべきで，

クライアントとの話し合いを通して決められるべきだ。介入の目的は，苦痛や能力障害（disability）を減らし，生活の質を向上することである。こうした目標を心に留め，問題リストからクライアントの目標を選択し優先順位をつけることによって，介入が導かれるだろう（成功体験を治療にもたらすために，最も変わりやすい問題から始めることが大切である）。精神病のリスクのあるクライアントと他の障害をもつ人々との取り組みとの間には，明らかに多くの類似性がある（例えばクライアントの目標が，もっと活動的な社会生活を送る，もっと整頓されたアパートに住む，バスに乗るとき不安をあまり感じないこと，などであれば，これらの問題は，リスク状態でないクライアントと同様に取り組まれる。一方，概念図は，そのような介入を実行する際に起こるかもしれない一定の困難を予測するために用いられる）。

　モデルに基づく概念図は，通常は最初の2回のセッションで作成される。その目的は，人々が抱く一般的で抽象的な心配事から，それらを理解するためのより特異的な方法へと移行することである。この過程の一つの目的は，彼らの解釈が苦痛をもたらさない場面を際立たせることでもある。クライアント自身の言葉を概念図の中で利用するほうが，むりやり気づかせるよりも

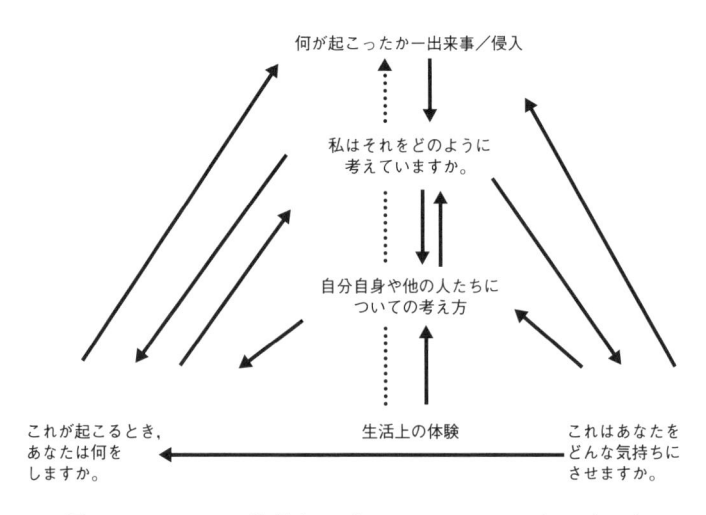

図6.2　Morrisonの精神病モデル：クライアント向けバージョン

第6章 理論，アセスメントおよび概念図（formulation）　67

何が起こったか―出来事／侵入
・人が自分についてどう思っているのかという心配
・隣人が話しているのが聞こえる
・通りの人がぶつぶつ言っているのを見る

私はそれをどのように考えていますか。
・他人が私のことを否定的に話している
・隣人が私について話している
・ぶつぶつ言っている人は，実際は私をののしっている

自分自身や他の人たちについての考え方
・私はよい人間ではない
・他の人たちは私をやっつけようとしている
・私は用心しなければならない

これが起こるとき，あなたは何をしますか。
・壁にコップを投げる
・頭を下げたままにする
・バスの後部に座る
・人が私について話しているか聞き耳を立てる
・悪い考えをもったと自分を責める

生活上の体験
・大変信心深い家族
・学校でのいじめ
・両親が非常に被害妄想的
・両親が過保護

これはあなたをどんな気持ちにさせますか。
・攻撃的になる
・落ち込む

図6.3　Morrisonの精神病モデル：個別バージョン

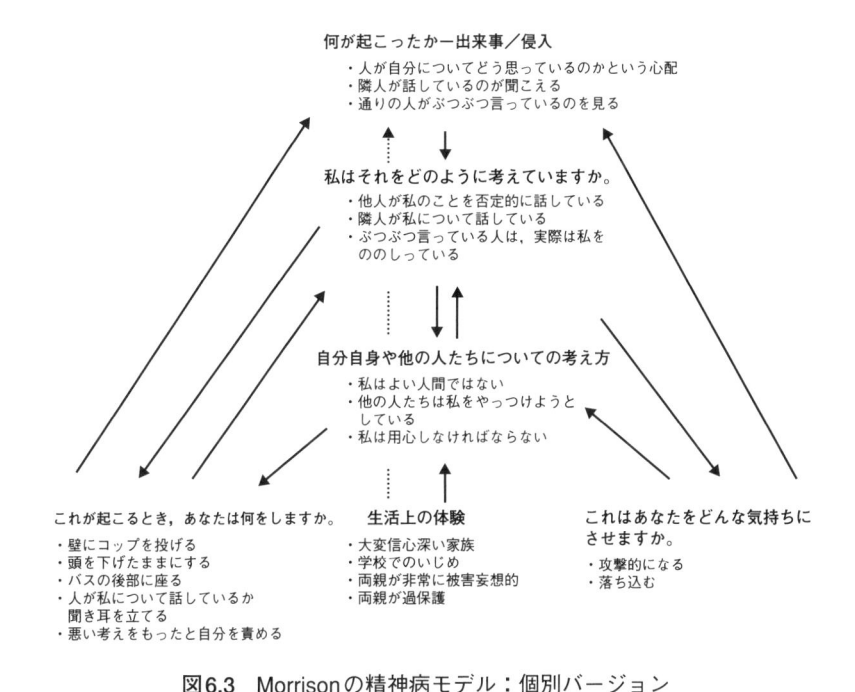

有用である。クライアント向けの概念図の典型的図式を図6.2に示す。
詳細な個別の概念図の例を図6.3に示す。

4　要　約

　Bentall[11]が主張しているように，最近の精神病の心理学的モデルは，精神科的症候群よりも症状に焦点を当てる傾向にある。認知療法は，治療している障害の心理学的モデルにしたがうべきであり，これは症状の発症と持続を説明し，これらの症状の治療を導く。
　この章で述べられたモデルは，精神病性障害と非精神病性障害の発展には類似の過程が関わることを示唆しており，これはノーマライゼーションに関する第7章の準備となる。苦痛や精神病的な解釈を持続させる，役に立たない認知と行動上の反応も，このモデルに含まれている。このためこのモデル

は，さまざまな症状や症状による問題をもつ，異種的なハイリスクの人々に特に適しており，このモデルから得られる個別的な症例の概念図に基づいて介入が行われる。

　認知-行動アセスメントは，認知モデルへの順応に役立つ思考-感情-行動サイクルを探すことによって，概念図と重なり合うべきである。この過程に役立つ質問を章を通して提示した。概念図に基づく介入は，認知療法の過程の中心とみなされており，概念図は治療を方向づける手段として治療の初期に作成されるべきである。クライアントの問題についての認知的な概念図は，症状の代替的説明として用いられるべきである。これは，症状が現実に基づく可能性があることも含め，クライアントが作り出す他のすべてとともに用いられるべきである。さらに，安全行動，中核信念，これに対応する代償信念の重要性を章を通して強調し，その例をあげた。

第 III 部
ストラテジーの変更

第7章 ノーマライゼーション

1 なぜ私たちは精神病症状をノーマライゼーションすべきなのか

　この章で私たちは，精神病体験（psychotic experience）のノーマライゼーションの重要性について論じる。明らかな精神病症状に対するこのアプローチは，KingdonとTurkington[69]によって広範に用いられている。これは，精神病的な現象（psychotic phenomena）は正常過程との連続体上に位置するというStraussの仮説[125]に一致する。この観点に一致して，一般人口における精神病的な現象の発生率は，精神科入院の研究から期待されるより高率だと疫学的研究は示唆している。例えば，人口の約5％が幻聴を経験し[129,130]，約9％が妄想的信念を抱いている[130]。外見上は精神的に健康なプライマリケアのクライアントにおいて，精神病的な現象が自己報告式質問表を用いて同定されるという証拠もある。例えばVerdouxら[131]は，プライマリケア患者からなる大母集団（462人）の16％が言語的幻聴を，26％が彼らに対する陰謀の存在を信じていることを明らかにした。Grimby[53]の研究では，長年連れ添ったパートナーを失った人々を調査した。この研究でGrimbyは，あとに残された者が，パートナーの死後にその声を聞いたり，姿を見たりすることは極めて一般的であることを見いだした。このような場合は，そのような体験に薬物療法を施したりせず，それらを病的であると私たちは考えない。私たちはその代わりに，あとに残された人とその体験について話をし，これは悲しみの過程の一部としてしばしば起こり，多くの場合これがどんなにか慰めになるでしょうと説明するだろう。私たちの個人的・職業的生活において，

もしこの筋書きが与えられたとしたら，私たちは，この人が狂気の淵にいると結論づけることはないだろう。もし私たちが時間をかけて彼らの状況を理解しようとすれば，これらの体験の大多数はたやすく理解されノーマライゼーションされるという事実があるにもかかわらず，若い人々にこれらの体験が見られるとき，なぜ私たちは彼らが狂気の淵にいるといった結論へと飛躍するのだろうか。パートナーを失った人の場合，状況は非常にわかりやすく，その体験と最近の出来事とを容易にはっきりと結びつけることができる。これは私たちにとって理解しやすい。しかし，もし状況がそれほどわかりやすくはなく，なぜその人が奇妙な体験をもち始めたか理解に苦しむ場合，私たちは精神病としてこれを概念化することになるだろう。この本を通して述べられる戦略は，状況を理解するために時間をとり，状況と体験とを結びつけることが，当事者や他の人々の体験をノーマライゼーションし，そのような体験について代わりとなる機能的な説明を提供するのに役立つということだ。

　ノーマライゼーションアプローチ[69]の導入以来，かつては奇異とか不可解とみなされていたことを理解する手段として，多くの治療者がこの戦略を採用した。しかしノーマライゼーションは，単に治療者が情報をどう理解するかに関連するだけでなく，そのような情報に直面してどう振舞うかをも含んでいる。精神病発症のリスクがあると思われる人に向き合う臨床家は，その人について，彼らがどのように治療されるべきかについて，精神病の経過について，恐怖や心配の念をしばしば抱くだろう。その人は，症状を打ち明けることをひどく心配するかもしれず（第12章参照），もし彼らがそのことについて相談する最初の人が彼らに対し，一緒に救急外来に行き精神科医の診察を受け，何か薬を飲むべきだと説明すれば，自分は「気が狂っている」という考えを彼らが強めることは明らかだろう。臨床家にとって重要なメッセージは，パニックにならないということだ。精神病の再発を調査した研究では，差し迫った再発に関する破局的恐怖が再発の過程を促進するということが認められている[55]。同様の過程は，初回エピソード精神病の発症においても観察される。前章で述べたとおり，精神病症状は正常体験の一部として概念化され，正常な心理過程を用いて理解することができる。もしそうである

なら，概念図（formulation）に基づく心理的アプローチの採用は，精神病発症リスクの高い人々が直面している問題に効果があるはずだ。したがってこの章では，このクライアント群に対してノーマライゼーションの過程を用いるための戦略を検討する。

　しかし，どのようなストラテジーの変更が用いられる前であっても，そのような信念の多くは彼らに何らかのメリットを与えていることがあるので，いかなる信念でもその役割を検討することが重要である。用いるべき簡潔な戦略は，ある信念をもつことの利益と不利益を調べることだ。これは，クライアントと治療者がストラテジーの変更を行うべきかどうかについて共同で合意していくために用いられる。よくある一般的な例は，ある人が他人に対し猜疑的な場合である。彼らの猜疑心は，彼らの生活体験に由来することが一般的である（例えば，いじめられる）。いじめられている場合に他人に猜疑的になることは，さらなるいじめの可能性を小さくするという点で防御的要素をもちうるのは明らかだ。したがって，クライアントは，猜疑心の要素を多少はもち続けたいと願うかもしれず，これは今日の社会では悪いことではない。しかしその人は，他人を信じる能力を伸ばしたいと願い，苦痛の程度を軽くすることができるかもしれない。この場合，その信念は何らかの点で修正を行う必要があるかもしれない。この修正は，もし治療者がその信念の良い点と悪い点に気づけば，彼らの希望どおりに行うことができる。したがって，ある信念の利益／不利益を評価する過程は，いかなる信念の修正を始める前であっても行われるべきだ。

2　パニックを起こすな―治療者へのメッセージ

　すでに述べたように，これはこの領域で働く臨床家にとって重要なメッセージである。精神病症状を現し始めた人に直面した臨床家がパニックを起こす主な理由の一つは，統合失調症の診断についての，彼らの先入観のためである。この診断と結びついた言外の意味には，悲運と絶望が重くのしかかっている。統合失調症は長年クレペリン的観点に一致して概念化されており，統合失調症は生物学的障害で不可避的に悪化する経過をとると仮定してい

る。もしこのクレペリン的観点が保持されると，その人を助ける最も効果的方法は生物学的システムを介するものだという信念が，臨床家の側に疑いなくもたらされるだろう（もし何かが悪化を止めたり，遅らせたりすることができるのであれば）。これによって一般的に彼らは，精神科の病院や地域の精神保健センターに通常配置されている精神科医の診察を受ける必要があるとされ，このことは彼ら自身が疑っている「気が狂っている」という信念を強めることになるだろう。しかし，多くの人々が現在この観点を問題にしており，統合失調症の概念から距離を置くために，精神病体験や普通でない体験の概念を代わりに用いている。

　　　伝統的に，精神病体験は統合失調症や躁うつ病のような，「精神疾患」の症状として考えられてきた。そしてそれらの症状を体験する人々は，「患者」または「罹患者」と呼ばれてきた。最近になって，これらの体験については別の考え方があり，医学用語は，必ずしも使用する唯一または最適のものではないと提唱されている。

　　　私たちは，統合失調症者（schizophrenics）のような侮蔑的用語は避けてきた。そのような用語は，身体疾患が明白に存在することを想定するだけでなく，私たちの観点からすれば人々を人間以下のものとして描写している（Kinderman & Cooke, p.10）。

すでに述べたように，これは早期精神病を扱う際には重要であり，これにより症状指向的治療アプローチが推し進められる。スーパーヴィジョン（supervision）は，見込みある見通しを維持し，他人の意見を受け入れる心を保つために重要な要素である。

3　パニックを起こすな—クライアントへのメッセージ

　たいていの人々は，たとえメディアを通してだとしても，統合失調症について何らかの経験をもっている。多くの人たちは，統合失調症について家族

や友人を通した個人的体験があり，それに関連した治療は，薬の処方や入院を意味することがしばしばである。もし統合失調症についての唯一の見方がメディアに由来するのなら，それはいっそうひどいものだろう。なぜなら，メディアが統合失調症の肯定的な面を描写することは,非常にまれだからだ。私たちがメディアから統合失調症のイメージを検討する場合，『カッコーの巣の上で』などの映画や，殺人や攻撃的な行動（自分自身に対してまたは他人に対して）を起こした統合失調症の人たちのニュース報道がそこには含まれるだろう。精神病の人々がそのような絶望的で悲観的な観点に挑むために利用できるような，肯定的あるいは成功した回復の話に接する機会は極めて少ないということが指摘されている[86]。したがって，これらの経験は，人々にこうしたことが自分にも起こるかもしれないという予期を与え，それが著しい恐怖や不安を引き起こし，これが次にはさらなる症状を起こすというように悪循環の原因となる。また，もし臨床家が精神科医による生物学的治療を勧めると，これもクライアントが自分の症状を打ち明けることを強く心配する原因になることがある。実際，感情の平板化や鈍麻化，または会話の貧困などの陰性症状の発展は，薬の増量や入院のような恐れている結果を避けるための心理過程（または安全行動）かもしれない[99]。

ハイリスクの基準に合う人々の多くは，彼らの体験についての不安を述べ，今にも狂いそうだと感じていた。これは通常，臨床家に恐怖感をもたらし，彼らは迅速な精神科的介入を促す。しかしこの行動は，彼らが解消しようと試みている，まさにその症状を悪化させるかもしれない。

4 事例 1

ジョーは若い男性で，彼の精神状態を心配するカウンセラーの診療を受けていた。彼は幻視や幻聴を含む精神病症状の始まりを経験していた。その体験をひどく心配し，その結果自傷を考えた。カウンセリング部門に来て自分の心配を打ち明けるまでには，非常に大きな努力を要した。カウンセラーは非常に心配し，精神科的アセスメントのために近くの救急外来を受診するように勧めた。彼は，自分が狂っているとみなされ，病院に入院させられる

（これはそのとおりだったかもしれない）という心配からこれを拒否した。しかし，彼は私たちのチームのあるメンバーと会うことを了承した。その理由は，私たちが中立的な場所で彼と会うことをよしとし，安全性についての心配がない限りは，彼の一般家庭医（GP）を巻き込まないことに同意し，薬の処方や入院に関わっていないことをはっきりさせたからであった。これにもかかわらず，ジョーは依然チームの誰かと会うことをとても心配し，外で話し合いに参加すべきか否かしばらく思案していた。心配はあったが，彼はアセスメントの予約にどうにか現れた。

クライアント：あなたたちは何をしているんですか。
治療者：私たちは，ある種のメンタルヘルスの問題が起こるかもしれない人々への取り組みを行っています。私たちは，あなたがリスクをもっている可能性があるかどうかを確認するために，一通りの質問を行います。そしてもしあなたがそうであるなら，あなたの心配について何か手助けしたいと思っています。
クライアント：ある種のメンタルヘルスの問題ってどういうことですか。
治療者：そうですね，私は，精神病と呼ばれるかもしれない問題に発展するリスクのある人々への取り組みを行っています。つまり，彼らは何か普通でない考えを経験したり，奇妙なことを聞いたり，人が自分のことを何か言っているのではと心配し始めているかもしれないのです。もしあなたにリスクがあると考えられた場合でも，あなたが必ず精神病的になるということではありません。この問題に発展するのは，私たちの診ているうちのほんの一部の人たちだけなのです。
クライアント：じゃあ，問題が自然になくなるかもしれないんですね。
治療者：問題が自然に消え去っていくことは十分にありえますし，ほとんどの人たちではそのとおりです。けれど時間が経つうちに，徐々に悪くなる可能性もあります。私たちがやりたいことは，これらの症状を放っておくことではなく，症状を早くなくすために，今の時点でこれらの問題に取り組み，これらが再び起こらないように，または再び起こる可能性を小さくするように取り組むことです。私たちの主な目的は，あなたが，

症状がなくなる群に入るチャンスを広げることなのです。
クライアント：もし僕にリスクがあるとしたら，何をしてくれるのですか。
治療者：私たちは認知療法という心理療法を用いますが，これは私たちがどう考え，何を感じ，どう行動するかについてそれぞれのつながりを見ます。つまり私たちは，あなたに服薬や入院を提案するわけではないのです。もしそれが必要になったら，私たちはそのことについて話し合わなければならないでしょう。けれど，はじめはあなたの問題を理解するために時間をとって，心理学的に治療する方法があるかどうかを検討することになるでしょう。

　アセスメントを行った人物は穏やかで，友好的で，気さくであった。そして重要だったのは，彼らの行動は，ジョーにすぐに救急外来や精神科的サービスに行くように働きかけるものではなく，より受け入れやすい別の選択肢を提案するものであったことだ。彼は，精神病症状に関する質問が彼の実際の体験を正確に反映していると感じ，評価者が非常に適切な質問をしたために自分の体験は本当はそれほどおかしくないかもしれないと考えるようになった点は重要である。チームが言葉だけでなく行動を通して与えたメッセージは，私たちはその人が「気が狂っている」とは考えていないということである。彼は，精神科医の診察を受けるようにとか，救急外来に行ってさらにアセスメントを受けるように促されたりはせず，服薬を勧められたりもしなかった。一方，彼の問題に耳が傾けられ，それは極めて真剣に受けとられた。そして，彼の心配事をより詳しく明らかにするために，以降の面接が提案された。

治療者：あなたは，これらの体験をとても心配しているみたいですね。
クライアント：そうなんです。僕が人に話すと，みんな僕を精神科医のところへ行かせて診察させたがるんですけど，そのせいでよけい心配になるんです。結局最後は病院に行くことになるというのはいやなんです。
治療者：私に話してくれたことからすると，あなたは病院に行く必要はないように思えますよ。けれど，あなたと近々会って，あなたが体験してい

ることや，それがあなたにどんな影響を与えているかを理解するための時間をぜひもっととりたいと思います。それは大丈夫？
クライアント：大丈夫だと思います。

　この過程は，症状を破局的に捉えないための手段を与えてくれるが，これはプライマリケアチームでしばしば見られる破局的な解釈とは対照的である。非常に重要な要素は他にもあり，これは精神病体験を理解する手助けを申し出ることである。これは地域精神保健チーム（community mental health teams: CMHTs）では起こりえないかもしれない。仕事量が競合するために，地域精神保健チームは，発生しつつある精神病症状よりもすでに存在が明らかな精神病症状をもつ人々に関心をもち，前駆期またはリスク状態のクライアントがそのサービスから外されることがしばしばある。その人が，これらの苦しい体験に対処するための手助けを得ることができ，話を聞いてもらえると感じることが非常に大事である。クライアントを一つのサービスから別のサービスへと手渡す現在のサービスの提供では（事態が危機的なところに達するまで援助がほとんど提供されないことがしばしばであり），サービスに対する信頼を築きあげることはほとんどなく，将来の治療契約に影響を及ぼすもう一つの因子になる。

5 教育として情報をノーマライゼーションする

　すでに論じたように，この戦略はKingdonとTurkington[69]によりすでに記述されている一連の仕事を利用している。彼らの戦略は，体験をノーマライゼーションすることで，症状に関連した苦痛に対処できるようにし，精神病症状を誰かに引き起こす可能性のあるさまざまな状況に関する情報に，クライアントがアクセスできるようにする。精神病のリスクがある人たちに苦痛をもたらす情報にはいくつかの領域があるが，これらには，ノーマライゼーションを行う余地があるかもしれない。これらは，明らかな精神病の人々に見られるものと非常に似ている。例えばMorrisonら[99]は，精神病体験の引き金や精神病体験の一般人口での割合，侵入的思考，統合失調症の診断，思考

抑制（thought suppression）などについての情報をノーマライゼーションすることは，そのような情報の提供が概念図によって示されていると非常に有用だろうと述べている。治療者としての行動について情報を提供することも有用である。一方，ノーマライゼーションが軽視と異なることは，強調されるべきだ。そして，そのような体験と関連した苦痛については決して忘れてはならない。

6 事例 2

26歳の女性レイチェルは，人々が彼女について話をしていると感じたために，彼女のGPから紹介されてきた。これが起こったのは，彼女が自分の幼い子供に危害を与えるという侵入的思考を体験し始めたあとからであった。レイチェルは，人々が自分の考えを読んでいる可能性があり，もしそうだとしたら，人々は彼女が悪い母親だと思うかもしれないと感じていた。このため，彼女は外出を避け，受付の仕事を続けられなくなった。レイチェルは私たちのチームの一人にアセスメントされ，閾値下の症状があるという理由で研究対象に加わり，5カ月間計12回のセッションで診察された。最初のセッションは，治療契約とアセスメントに焦点を当てた。彼女の要望で，すべてのセッションは彼女のGPの診療所で行われ，それは時には容易であり，時には交渉が必要であった。この過程はレイチェルに，自分が治療をある程度コントロールし治療に貢献していると感じさせ，その結果共同作業が促進された。

最初のアセスメントで，レイチェルは自分の問題を話すように促された。彼女は明らかに恐れていたが，息子に危害を加えるという自分が望んでいない考えをもっていることを打ち明けることができた。彼女は，自分がこうした考えにしたがって行動する意思や願望がないということについては一貫して非常にはっきりしていた。しかし彼女は，もし自分が何かを考えると，それが起こる可能性があると恐れていた（Rachmanが1993年に述べた思考－行動の融合）[110]。また，すでに述べたとおり，彼女は，他の人々が彼女の思考を読むことができるかもしれないと恐れていた。また，もしそうであれば，

人々は彼女の子供を彼女から引き離すように手はずを整えるのではないかとも恐れていた。こうしたことが起こらないように，レイチェルは次第に孤立し，息子を近くの保育所に連れていくことができなくなった。これらの考えを制御できないのだから，自分は悪い，邪悪な人間に違いないと思った。最終的に彼女は，もし彼女が息子に危害を加える可能性があるなら，子供は本当に彼女から取り上げられるべきだという結論に至り，その考えが彼女を恐れさせた。

　レイチェルは以前に，そのように詳しくこれらの恐れを誰かに打ち明けたことはなかった。彼女は，治療者が彼女の言ったことにしたがって行動し，息子を彼女から引き離すのではないかとひどく心配した。しかし，彼女は，もし自分が息子に危害を加えそうになったら，そうする前に誰かに話すべきだと思っていた。認知療法では，早くに成功体験を得られるようにすることが大切である。その主な理由は，これがクライアントの苦痛をやわらげるだけでなく，希望を与え，治療過程への関わりを強化するからである。レイチェルは，症状を打ち明けるために十分な時間を与えられ，治療者は興味をもって彼女の考えを聞き，何が起こっているのかを理解しようとした。アセスメントからは，彼女の思考が本質的に侵入的であることが明らかに示された。彼女を苦しめていたのは，自分の思考にしたがって行動するのではないかという恐れと，他人が彼女の思考を読むかもしれないという信念であった。はじめレイチェルは，治療者が彼女の息子の安全について見たところ心配していないらしいことに当惑した。そしてこのことが話し合われたときには，彼女はとても安心した。さらに，RachmanとDe Silvaが書いた研究論文[112]が彼女に示された。それは侵入的思考について述べており，愛する者に危害を与えるという受け入れがたい考えをもつ人々の例が多数載っていた。これは彼女の考えをノーマライゼーションし，苦痛をやわらげるのに役立った。

　セッション中にとられた主な介入は，自分の考えをコントロールする必要があるというレイチェルがもっていた信念を検討することであった。強迫的な問題を抱えた多くの人々と同様に，レイチェルは問題となる侵入的思考を経験した際に，それを頭から追い払うために思考抑制[120]を選んでいた。レイチェルは，これが効果的なストラテジーであるに違いないと考えていたため，

これがどのくらい効果的か検証することに同意した。しかし，彼女の望まない思考を制御するこの方法に関するそれまでの事実を明らかに軽視していた。SalkovskisとKirk[119]によって提唱されたように，レイチェルはピンク色の象について30秒間考えないように言われた。その結果，ピンク色の象のイメージはすぐに頭に浮かんできた（思考抑制の逆説的効果）[135]。これは，彼女の体験をある程度ノーマライゼーションするのに役立った。それは，彼女のストラテジーが最も有効なわけではなく，むしろ侵入の頻度，持続時間，強さを明らかに増加させるということを示した。そのセッションの録音テープを聞いて，彼女が侵入的思考の一つを体験したときに，どういうストラテジーをとるべきかを考えるというホームワークが出された。

　この例では，閾値下の精神病症状のためにレイチェルは紹介され，そして研究の対象となった。レイチェルは，他人が彼女のことを話しており，彼女の心を読むことができるということについて確信を徐々に強めていった。レイチェルは次第に抑うつと不安を示すようになり，その苦境から抜け出す方法を見つけられなかった。しかし，数回のセッションのうちに，レイチェルは自分が悪い母親であることを示す証拠はほとんどないことを理解できるようになった。それどころか彼女は，おそらく自分は実際にはいい母親だという，逆のことを示唆するデータを積みあげ始めた。ひとたび彼女がその侵入の性質を理解し，代わりの対処戦略を取り入れると，それはかなり少なくなった。この介入の重要な点は，彼女の体験をノーマライゼーションし，それを持続させていた情報にアクセスできるようにしたことである。一方，恐怖のために彼女がとっていた以前のストラテジーは，実際にはこの過程を阻害していた。

7　要　　約

　この章では，精神病体験のノーマライゼーションの重要さが強調された。KingdonとTurkington[69]は，明らかな精神病症状に対するこの技法の重要性を強調した。臨床家は，精神病発症リスクがあると思われるクライアントとの関わりについて，彼らをどう取り扱ったらよいのか，精神病がどのように

経過するのかについて心配することが多い。臨床家の行動は，自分自身の精神的健全性についてその人がもつ信念（つまり，自分は「気が狂っている」）を増強することがよくある。しかし，精神病症状を，正常な心理過程を用いて理解できる正常な体験の変異として概念化することが可能である。この群に対しては，診断的アプローチではなく，症状に基づくアプローチが，この過程に最も適している。しかし，これらの症状に関連した苦痛は，真剣に受け取られることが重要である。ノーマライゼーションとは，単に「物事はうまくいっている」「生活のどこかを変えれば，問題は解決する」と，誰かに言うことではない。その人に，彼らの体験は，彼らが（そして多くの臨床家が）信じているよりもずっと普遍的であることを支持的な治療関係の中で理解してもらうことが，この過程には極めて重要である。私たちのクライアントが以前に体験したことによると，単に彼らが正常だから心配することは何もないと話すことは，彼らの問題に取り組む際にほとんど価値をもたないという。

第8章 代替的説明を考案し評価する

1 序　論

　前の章で述べたとおり，精神病的な現象（psychotic phenomena）は，一般の人たちにもありふれた体験である。これらの現象は，第6章で述べられた精神病モデル[93]の中で説明されているように，侵入として概念化することができる。侵入が精神病的であると分類されるのは，こうした侵入の解釈が文化的に受け入れられないためである。侵入の解釈は，認知的・感情的・行動的反応に影響を及ぼすことがあり，これは精神病の人たちで十分に実証されてきた[17,22,94]。

　精神病の早期段階では，異常な体験の説明はクライアントによって十分に吟味されていない可能性がある。しかし，MollerとHusby[90]の研究では，侵入への恐怖と没頭（preoccupation）が精神病の発症に最も重要であると述べられている。クライアントの中には，彼らの体験の性質について確信をもてない者もいる。彼らは体験について一通りの可能性を考えてみたかもしれないが，この考える過程の土台となる枠組みを，評価のために用いていないのが通常である。ある構造化されたやり方で一通りの可能性を考え出し，それぞれを支持する証拠を評価する能力が，この章の主要な論点である。これは，このクライアント群にのみ用いられる技法でないことは明らかで，さまざまな障害に取り組んだ治療者たちによって記述されている[6,52,137]。しかし私たちが示したとおり，ハイリスク群の過程の多くは，他の感情障害で体験されるものと類似していると考えられる。

侵入の形式と内容を検証することは，非常に重要である。もしそれらが思考であれば，思考の内容が評価されるべきで，そのような思考をもつことの個別的な意味も同様に評価されるべきである。もしそれらがイメージであれば，そのイメージの内容が詳しく評価されるべきで，そのようなイメージの中に包含された意味も同様に評価されるべきである。侵入的思考をもつと，通常は抑制が対処戦略として用いられるが，この対処戦略と関連した反発効果を実例で示すことが役立つことがある。これは，第7章の事例（p.80）で述べられたように，標的となる思考を意図的に考えないように求めるような実験を通して達成されるかもしれない。

明らかな精神病症状や不安症状をもつクライアントの場合と同様に，体験について可能性のある説明を考え出すことが，苦痛を減らし，彼らの最初の解釈の適切さを評価する手助けとして役立つ。認知療法の多くの要素と同様に，セッションで扱われる具体的な例に加え，この介入のプロセスを学ぶことは重要である。確かに，考え出された代替的説明（alternative explanation）の内容にある程度注意を向ける必要はあり，これは評価の対象である。しかし，認知療法のすべての側面と同様に，最も重要なことは技術の獲得である。目的は，より苦痛が少なく，集められた証拠により一致する代替的説明を考え出す手助けをすることだ。代替説明を考え出したり証拠を吟味したりする前に，問題となっている解釈やストラテジーの利益と不利益を評価することも重要である。なぜならそれは，そのときのその人にとって機能的であるかもしれず，利益が得られる別な方法を最初に提供することが必要かもしれないからだ。

私たちのクライアントによってしばしば報告される，侵入についての一般的な説明は，自分がどこかコントロールを失っている，または「気が狂っている」という信念であった。残念なことに，解釈を他者と一緒に検討することに及び腰になってしまうのはこの信念のためである（第12章参照）。クライアントは，自分が何を考えているのかを他の人たちがもし知ったら入院させられることになる，と信じていることがしばしばある。これは，現在実際に行われているシステムを反映している場合が，一部の事例では確かにある。つまり，クライアントが安心して自分の恐れを表現するために，治療者は信

頼関係の構築にしっかりと努めなければならない。治療中にこうした考えが実際に起こっている場面を同定することは大切だ。この例は，第5章にあげられている（p.50）。もし精神病的症状を打ち明けたら何が起こるのだろうかということに関する破局的な予測を評価するために，慎重に計画された行動実験が用いられることがある。

　代替的説明を網羅するリストの作成は極めて重要であり，すべての可能性が含まれているか確かめるために時間をとるべきである。クライアントが彼らの侵入についての可能性をあげる包括的リストを作成する手助けをするために，治療者はソクラテス的対話法を利用すべきである。一度このリストができあがったら，選択肢それぞれの確信の強さをつけてもらうべきである。0〜100（％）の点数により，確信度の変化を測定するのに十分な感受性が与えられる。尺度のどこに当てはまるか決定するのはもちろんクライアントであるが，アンカー・ポイント（訳注：指標となる目安）については，クライアントと治療者間で合意しておくべきだ（例えば，0＝これを全く信じない，100＝これは完全に真実だと疑いなく信じる）。

▼例

治療者：こうした体験の背景にどんな理由があるのかを理解することが時に役立ちます。あなたが体験していることの説明として可能なものすべてを特定するための時間をとっていただけますか。あなたは私に，それは多くのことが原因だろうと話してくれましたが，あなたは，何がそれらを引き起こしていると感じているのか，確信がもてずにぐらついているように見えます。それらすべてを紙に書き記してみましょう。

クライアント：わかりました。

治療者：それでは，あなたが体験していることの原因だとあなたが思う理由のいくつかを教えてくれますか。

クライアント：いちばんの理由は，私の過去や前世を理由に，神様が私を罰していることだと思っています。けれど，自分が脳腫瘍をもっているかもしれないとも思っています。他に考えているのは，私は気が狂っているということです。だって，もし正常なら，洋服ダンスの上に死体を見

たりしませんよね。今，私が思いつく重要なことはこうしたことです。
治療者：わかりました。それでは，それらをリストに書き記してみましょう。そうすると最初は，神様があなたにそれをしているということですね。二つ目は，これらを起こしているのは脳腫瘍かもしれないということ。そして三つ目は，あなたが狂っているかもしれないということですね。これでいいですか。
クライアント：はい。
治療者：それでは，他にこれを引き起こすことは何かありますか。他の誰かがあなたに言ったこととか。
クライアント：そうですね。医者や他の人たちは，私が数年前にやっていたスピード（訳注：違法薬物の一種）を理由に，私が薬剤誘発性の精神病だと言いました。
治療者：それをもう一つの可能性として記していいですか。
クライアント：いいと思いますが，あまり確信はないですね。あなたはどう思いますか。
治療者：私たちがそれをリストに載せると，それらすべての可能性を検討できますね。
クライアント：そうですね。じゃ，それを入れてください。
治療者：その可能性がどんなに小さくてもいいので，これらの原因となりそうなことは他に思いつきませんか。私たちが話し合ったことで何か，この種のことを引き起こすようなことは思いつきませんか。
クライアント：そうですね。一般的なストレスとか私の生活そのものかもしれません。
治療者：ケイト，あなたの生活上のストレスを可能性として記していいですか。
クライアント：いいと思います。
治療者：もしこれで全部なら，次にこれらの可能性を一つ一つよく吟味して，0〜100で評価することがとても役立ちます。0は，これが原因で起こっている出来事が引き起こされる可能性は全くないということです。100は，これがこれらの体験の原因だという絶対の確信があるということです。

このプロセスを可能にする書式は，付録2（p.154）を参照。

侵入についてのそれぞれの説明に対する評点が確定したら，次にすべきことは，それら各々からどんな感情が引き起こされたか理解することである。この段階では，概念図（formulation）が，書き込まれた可能性それぞれを用いて作り出され，各々の選択肢からどのような感情や行動が起こるのか理解を促すために利用される。通常これは，さまざまな異なる感情や行動を提示する。これは，人々が感情的反応と行動的反応を決定する際に，出来事そのものではなく出来事を解釈することが重要であることを認識できるようにするために役立つステップとなる。

次に，侵入についてのそれぞれの説明が一連の技法を用いて評価される。これは例えば，信念の適切さを明らかにするために，行動実験を行ったり，支持する証拠と反証をあげるなどである。このプロセスに着手したのちには，侵入についての説明に対する信念とこれに関連する感情が，確信度や強度の変化を確かめるために再評価されるべきだ。

2 事　例

若い女性ケイト（前述の症例）が，視覚系の障害と，人々が彼女に危害を加えようとしているという信念を訴えて，一般家庭医（GP）を受診した。ケイトは，自分が脳腫瘍をもっているかもしれず，そのせいで自分がコントロールを失っていると感じており，さらに気が狂うことを心配していた。彼女はプライマリケアの心理士に紹介された。心理士は彼女と2セッションの面接をし，腫瘍の可能性を除外するために彼女が脳スキャンを受けることには同意したが，彼女の体験は長期の薬物使用によって引き起こされた可能性が高いと考えた。彼女はそれから地域精神保健チームに紹介され，アセスメントセッションのために地域精神科専門看護師（community psychiatric nurse: CPN）による面接を受けた。彼女が再び受けたアドバイスは，そのサービスが提供できることはほとんどないだろうということと，薬（抗うつ薬）の服用はおそらく続けるべきだということであった。次に彼女は私たちのチームに紹介された。最初の面接でケイトは，これ以上あちこちに回され

たくないとひどく心配し、何らかの助けは欲しいけれども、その助けは薬物療法とは別のものがいいと強く希望した。彼女は、私たちが何の介入もしようとせずに彼女を評価し次へ回すものと考え、最初の面接の予約に来ることをひどくいやがった。

最初のアセスメントの際に判明したのは、彼女の主な心配事が、彼女が夜に時々洋服ダンスの上に死体のようなものを見たり、人々が彼女のあとをついてきたり、物音が聞こえてくる感じがするということであった。興味深いことに、ケイトは彼女の体験について、気が狂う、脳腫瘍、その他を含め可能性のある説明をいくつかもっているようだった。それが脳腫瘍であるという信念は、彼女を苦痛から解放してくれた。なぜなら、たとえ手術という形であったとしても、それは彼女の問題や奇妙な体験からの助けとなる何かが行われる可能性を意味するからであった。彼女は、たいていの人は脳腫瘍をもつことをうれしいとは言わないので、これが少しおかしいことだという認識はあった。しかし、このことが明らかに示しているのは、体験の性質に関する彼女の他の信念、特に、自分は狂っているという信念に結びついた苦痛である。導かれた発見法を用いた話し合いが長時間行われたあとに（p.85の要約版を参照）、ケイトが、ストレスと彼女の生活を最後の選択肢としてようやく思いついたことも興味深い。彼女は、この選択肢を実際には非常に強く信じていたにもかかわらず、この解釈をそれほど頻回に考えているようには見えなかった。彼女は他の説明に、より没頭していた。

ケイトは人生の早い段階から非常に多くのストレスを体験していた。彼女は3歳のとき、まだ生後3カ月の妹と一緒に置き去りにされた。彼女の母親は近くのパブへ出かけてしまい、父は仕事で不在だった。父親が仕事から戻ったところ、床の上で揺りかごが引っくり返っていた。彼はそれについては気にしなかったが、2階で泣き声を聞いたので調べに行った。彼は、ケイトが洋服の山に埋もれてひどく混乱していたのを見つけた。彼らは下に降り、そして彼は揺りかごをひっくり返した。そこには揺りかごの中で身動きせず死んでいる赤ちゃんがいた。その後、社会的機関の調査が行われている間、ケイトは両親から引き離された。養子先の家で、彼女はしばしば階段下の押入れに閉じ込められたが、実の両親が彼女に会いに来たときにちょうどその

場面に出くわした。彼らは何が起こっているかを見て，すぐにケイトを里親から引き離した。

彼女の母は長年にわたり，赤ん坊の死についてケイトを責め，彼女が長椅子の横から払い落としたに違いないと言っていた。これがケイトを打ちのめしたのは明らかで，そのことについて話すことは彼女にはとてもつらいことであった。

ケイトは14歳頃に性的虐待を受けたが，そのことを外傷的な意味で述べることはしない。その男は彼女によく物を買ってくれ，彼女は大切にされていると感じていたようであり，彼女は性行為それ自体はある意味悪いもので

表8.1 体験の説明に関する書式

確認された侵入的思考：死体のようなものや自分が首をつっているイメージが洋服ダンスに吊るされているのが私には見える

思考についての現在の説明と確信の強さ：私は気が狂っている／脳腫瘍がある

この信念に関連する現在の気分：おびえている／うれしい

この考えに対して可能な説明のすべてに私たちが目を通すことができれば，それはとても役立ちます。先にあなたが示してくれた考え方が，その主な理由であることを私は理解しています。しかし，もしそれについて別の選択肢があるのであれば，それらをぜひ知りたいと思います。

侵入についての説明	確信の強さ（0～100） 0＝これは私がこの考えをもつ理由ではない 100＝これは私がこの考えをもつ理由に間違いない	関連する気分 概念化を通して作成
前世で行った何かのために，神様が私に罰を与えている	40％	恐ろしい
幽霊	75％	怖い
脳腫瘍	100％	困らない
他の人々が私に危害を加えようとしている	5％	怖い
気が狂う	85％	場合による。大丈夫，またはとても恐ろしい
おそらく，ストレスとケイトの生活	90％	確信がない

第Ⅲ部　ストラテジーの変更

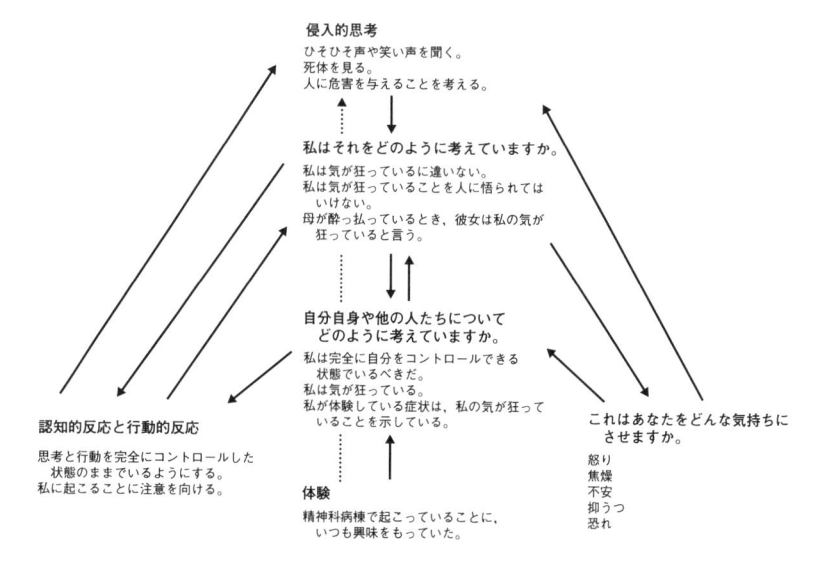

侵入的思考
ひそひそ声や笑い声を聞く。
死体を見る。
人に危害を与えることを考える。

私はそれをどのように考えていますか。
私は気が狂っているに違いない。
私は気が狂っていることを人に悟られては
　いけない。
母が酔っ払っているとき、彼女は私の気が
　狂っていると言う。

**自分自身や他の人たちについて
どのように考えていますか。**
私は完全に自分をコントロールできる
　状態でいるべきだ。
私は気が狂っている。
私が体験している症状は、私の気が狂って
　いることを示している。

認知的反応と行動的反応
思考と行動を完全にコントロールした
　状態のままでいるようにする。
私に起こることに注意を向ける。

体験
精神科病棟で起こっていることに、
　いつも興味をもっていた。

**これはあなたをどんな気持ちに
させますか。**
怒り
焦燥
不安
抑うつ
恐れ

図8.1　破局的な様式で侵入を解釈する重要性を示す個別の概念図

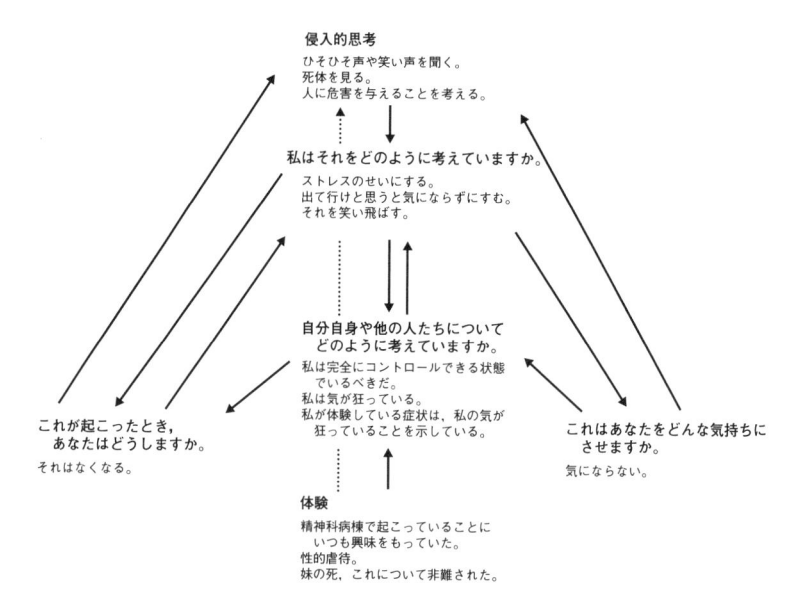

侵入的思考
ひそひそ声や笑い声を聞く。
死体を見る。
人に危害を与えることを考える。

私はそれをどのように考えていますか。
ストレスのせいにする。
出て行けと思うと気にならずにすむ。
それを笑い飛ばす。

**自分自身や他の人たちについて
どのように考えていますか。**
私は完全にコントロールできる状態
　でいるべきだ。
私は気が狂っている。
私が体験している症状は、私の気が
　狂っていることを示している。

**これが起こったとき，
あなたはどうしますか。**
それはなくなる。

体験
精神科病棟で起こっていることに
　いつも興味をもっていた。
性的虐待。
妹の死，これについて非難された。

**これはあなたをどんな気持ちに
させますか。**
気にならない。

**図8.2　情報のノーマライゼーションを用いて侵入を解釈する
重要性を示す個別の概念図**

はないと述べている。彼女は，最近再びこの男と接触するようになったのだが，彼は違う少女を強姦しようとし，その際には攻撃的で暴力的であった。このためケイトは，それに関して自分が何もしなかったことに罪の意識を感じた。彼女には交友関係をとりまく他の問題もあり，彼女が生活していたのはスラム地域であった。総じて考えると，これらの要因が積み重なり，非常に大きなストレスとなったと思われる。

　一通りの選択肢が考え出された時点で，各々の説明が概念図の中で位置づけられた。ケイトは，導かれた発見法を用いた援助により，同じ体験からさまざまな説明を導くことができることや，これらの説明がさまざまな気分と関連し，その気分は採用された解釈に依存することを理解した。こ

表8.2　信念を支持する証拠と反証する証拠

検証される信念：私は脳腫瘍にかかっている。 関連する気分　：困らない。 確信の強さ　　：100％	
支持する証拠	反証する証拠
私には多くの奇妙な体験がある。	脳腫瘍をもっている人々は進行性に悪化する。
脳腫瘍をもつ人は奇妙な体験がある。	私は良くなってきている。
時にひどい頭痛がする。	私はこれらの体験の意味を理解することを学んできた。
	これらの意味を理解するとき，それらは減って，なくなる。もし脳腫瘍だったら，こうはいかないだろう。
	私の頭痛はたいていは頭痛薬に反応するけど，これは脳腫瘍にはほとんど効かないだろう。
確信の強さ（再評価）：70％ 代替的信念：たぶん，これらのことはストレスにより強く関連していて，頭痛もこれによって説明できるだろう。 関連する気分：よりリラックス	

の気分は，代替的選択肢考案フォームに取り入れることができる。ケイトの体験についての代替的説明を**表8.1**に示す。

概念図は，それぞれの信念やそれに必然的に伴う感情や行動について作り上げられた。これらのうち最初のものを**図8.1**に示す。

症状についての代替的信念とそれに引き続く行動や感情を含めた，もう一つの概念図を**図8.2**に示す。

これらの説明それぞれを支持する証拠と反証する証拠が検証される。これは，ソクラテス的対話法（信念を評価するために用いられる一連の質問は，下記にあげる）や行動実験を組み合わせて用いることで達成できる。説明を科学的態度で評価できるように，それぞれの説明はこのように標的とされるべきである。ケイトの説明に対する支持と反証の例は，**表8.2**にあげる。

(1) 代替的説明の評価を助けるために役立つ質問

　反証
- この説明を否定する，どのような反証を私はもっているか。
- この説明が常に100％正しいわけではないことを示す証拠を何かもっているか。

　他の誰かが同じ説明をする
- もしいちばんの親友や親しい人が私に事態をこのように説明するとしたら，私はその人たちに何と言うだろうか。

　他の意見
- この説明について，他の人は私に何と言うだろうか。
- もしいちばんの親友や親しい人が私がこのように考えていると知ったら，彼らは私に何と言うだろうか。
- 私の説明が常に100％正しいわけではないと示唆するために，彼らはどんな証拠を使うだろうか。

> 体験

- 過去から私は何を学んだか。
- 私の現在の物事の捉え方に影響を与えたかもしれないことが何か過去にあったか。
- 私は今までに100％の確信をもって何かを信じていたのに，あとでそれが間違っていたと気づいたことはあったか。

> 間違いを考える

- 私の考えに間違いがある可能性はないのか。
- 証拠によって完全には正当化されない結論へと飛躍していないか。
- 関連する事実を忘れたり，考慮しなかったり，軽視したりしていないか。
- 全か無的（オールオアナッシング的）な思考をしていないか。
- あいまいなグレーの領域があるほうが，実際はもっともらしいのではないか。
- 事実に焦点を当てるのではなく，自分の内的な感じ方に惑わされていないか。

> 安全行動

- この説明の持続を可能にすることを私は何かしていないか。
- これが起こらないようにするために私は何かをしているのではないか。このために，私はそれが本当かどうかわからないのではないか。
- この説明に挑むための証拠を私に与えてくれるにもかかわらず，それをするのがあまりにも心配なために，やれるのにしていないことはないか。

このプロセスのあとに，各々の説明をどのくらい確信しているのか，その強さが評価される。これは，利用可能なすべての証拠に基づいて，どの説明が最も正しいと思われるかを評価するためである。体験した症状について，代替的説明を考え評価する過程は，このクライアント群に有効な介入であることがわかっている。

3 要　　約

　第7章で述べたとおり，精神病的な現象は，一般の人たちにもありふれた体験である。しかし，こうした侵入の解釈が文化的に受け入れられない場合には，その人には精神病的であるというラベルが貼られてしまう。この章では，これらの侵入の解釈と，それに引き続く認知的・感情的・行動的反応を検証する重要性を強調した。

　このプロセスは，治療者がソクラテス的対話法を用いることで成り立っており，これは，クライアントが彼らの侵入に対する可能性の包括的リストを作り上げる手助けをする。この包括的リストには，確信の強さと引き続いて起こる感情的結果が含まれる。これらは次に概念図の中に取り入れられ，これらの評価（appraisal）に関わる他の行動的・認知的結果を理解する過程を手助けする。苦痛をもたらす評価を支持する証拠と反証する証拠を検証することが，苦痛をやわらげるために役立つ。

第9章 安全行動

不安障害の人々は恐れている何らかの破局を避けるために，ある種の行動をとることを示す証拠がある[27,117,118,136]。この本を通して用いられている精神病のモデル[93]は，安全行動を含む認知的・行動的反応が苦痛の持続に関わっていることを示している。安全行動は，それが認知的または行動的のいずれであっても，侵入の非機能的解釈を持続させるために働くことがある。したがって，安全行動の十分な探索がなされるべきであり，それらは詳細にわたって検討されるべきだ。もしそれらが，問題となっている解釈の持続に関わっているようであれば，クライアントがそれらの短期的・長期的な有用性を評価する手助けをするために，実験を行うことができる。この章では，私たちがハイリスクのクライアントにおいて観察した安全行動のいくつかと，私たちが行った実験のいくつかを検討する。

1 安全行動のアセスメント

安全行動のすべての側面を探索するために，綿密なアセスメントが行われるべきである。パニック患者に取り組む場合に，これを達成する最良の方法は，パニック発作の出現を予防しようとする際にその人が何をするのか観察するために，パニック様症状を誘発することである[137]。同様の戦略が，精神病のリスクがあるとみなされるクライアントにも利用できる。自分がコントロールを失う危険性がある，または症状を引き起こすかもしれないと恐れている状況だと彼らがみなしている場面で，彼らが何をするのか観察することは有用であろう。狂気を引き起こすために，コントロールを失うようにクラ

表9.1 安全行動の例

体験	解釈	安全行動
外を歩いているときに，笑っている人を見た。	通りにいる人々が，私のことを話している。	うつむいて，急いで，きっぱりした態度で歩く。
視覚性の幻覚様体験，椅子に座っている人を見る。	私は気が狂っている。	椅子を見ないようにし，できるだけ急いで部屋を出る。
店主が私を見ている。	彼らは，私が気が狂っているのを知っている。	ほとんど話さない(話せば，気が狂っていると確信される)。
洋服ダンスの上の死体についての幻視	私は気が狂っている／コントロールを失っている。	寝具の中に頭を隠す。

イアントを促すことが役立つかもしれないが，人々は恐れている結果のために，この種の実験に参加することを非常にいやがることが多い。したがって，より受け入れやすい，恐れの少ない状況を用いることで，安全行動に挑戦する最初の段階がうまくいくことがある。安全行動を観察するためには，恐れている状況にクライアントと一緒に行ったり，類似の状況をセッション中に引き起こしたりすることが有用かもしれない。出来事，それらの解釈，引き続く安全行動のいくつかの例を表9.1に示す。

2 安全行動を実験する

　恐れている状況に挑戦する行動は，安全行動が有用かどうか検証するための実験に明らかに役立つ。しかし，この種の実験への参加には，クライアントが，そのモデルについてある程度信じている，もしくは少なくとも彼らの行動がこれらの信念の一部を持続させているかもしれないという事実をある程度信じている必要がある。安全行動の概念を納得させるために役立つ，多くのたとえがあるが，これは認知療法家が長年にわたって発展させ使用してきたものである。これらのたとえは，安全行動の概念やどのようにそれらが問題となる信念を持続させているのかを伝える手助けとして，クライアントと共有される。これらの物語には，バンパイアの村，紙を引き裂くことで象

が線路に入らないようにしている男，壁が崩れないように壁を支えている労働者（さらに詳しい叙述は，文献137）を参照）などがある。これらの物語のうち，最初のもの（バンパイアの村）を以下に述べる。

　トランシルバニアの奥地に人里離れた村があり，村の人すべてが吸血鬼の存在を信じていた。すべての村人は吸血鬼の存在を強く信じていたので，吸血鬼が近寄らないようにいつも首にニンニクでできた首輪を巻いていた。知ってのとおり，吸血鬼がニンニクを恐れるから彼らはそうしたのだ。思い出される限りの長きにわたって，村人たちは常にこれを行ってきたが，吸血鬼を見た者も襲われた者も村には誰一人いなかった。誰も吸血鬼を見なかったので，彼らはニンニクは役立つと考えている。彼らはニンニクを外そうとは思わない。これが，吸血鬼が村に入ってくるのを防ぐからだ。

　この物語が話されたあとには，多くの質問がなされるだろう。

- 村人の吸血鬼についての信念についてどう思いますか。
- 村人のニンニクについての信念についてどう思いますか。
- 彼らの状況について何か問題はありますか。もしニンニクがなくなりそうになったら，彼らはどう反応したでしょうか。
- 吸血鬼が実際にいるかどうか，村人はどのようにして知ることができるでしょうか。
- あなたがしていることの何かと，村人に使用されるニンニクとの間に，何か類似点はありますか。
- これらの行動を検証するために何ができますか。
- それをどのように進めますか。

　これらの質問は，クライアントの行動が，村人にとってニンニクが果たす役割と同様の効果があるかもしれない（すなわち，彼らを短期間安心させるが，彼らを悩ます考えを長期間にわたって信じ続けさせるかもしれない）ということを彼らに理解できるようにするために，ソクラテス的アプローチを利用している。このような物語のおかげで，その人が実験を試すのに十分な勇気をもつことが時にある。これは，はじめは行動上のほんの小さな検証や

変化かもしれない。また，その人が治療セッションの外でこれを試みる自信が得られるように，前もって彼らの行動をセッション中に検証することに同意してもらう必要があるかもしれない。

　治療やアセスメントをより徹底的に検討するために，安全行動がどのように確立され，（不安障害におけるのと同様に）その問題を持続させるのか吟味するための具体例を論じよう。

3 事例 1

　26歳の男性ヘンリーは，地域の救急外来で評価されたあとに，このプロジェクトに紹介されてきた。彼が次第に不安げで，怒りっぽく，予測がつかなくなってきたと感じた親戚の説得で，彼はしかたなく救急外来に来た。救急外来においてスタッフは，彼の表出している症状を計りかねていたが，私たちのプロジェクトの基準を満たすのではないかと思った。このために彼はこの研究に紹介され，精神科専門上級医と外来予約をするためにやってきた。初回のアセスメントは，彼が家族と住んでいた家で，紹介の数日後に行われた。ヘンリーは自分の問題を話し合うことをとてもいやがったが，熱心に関わろうとする彼の家族は，彼が体験している問題のいくつかを打ち明けるようにヘンリーを促した。初回のアセスメントののち，ヘンリーは，このプロジェクトに参加する必要はないと感じた。それでも彼の家族は，プロジェクトチームと電話での接触を続け，彼は何らかの手助けを受けるべきだと考え，彼が体験している困難のいくつかにどう対処したらよいか，その方法を知りたがった。

　家族との接触を維持することにより，ヘンリーはまだかなりの抵抗はあったが，プロジェクトの治療者と会うことに最終的に同意した。最初の面接はヘンリーと治療契約を結ぶために費やされた。第5章に述べられた技法の多く，例えば面接時間や場所の取り決め，共有された言語の使用，傾聴し理解しようとする意思を示すことなどが，導かれた発見法を用いた質問形式とともに用いられ，ヘンリーは彼の問題がどう発展してきたかについて考えられるようになった。ヘンリーは，何かがおかしかったということと，彼が多く

のストレスにさらされていたことを認識し始めたが，一方で彼は，彼の問題を忘れたいと望んだ。これはMcGlashan[79]の述べている封印型対処スタイル（sealing-over coping style）に一致していた。

　心理的問題を忘れたがっていたにもかかわらず，問題リストを共有することで，ヘンリーは取り組むことができることに優先順位をつけることが可能となった。

① お金がほしい。
② 仕事がほしい。
③ 何が起こったのか。

　治療者が③の問題を提案し，これを問題リストにあげることが同意された。しかしそのときには，それは優先順位が低いと考えられた。ヘンリーはこの頃精神科医にも会ったが，その診察のあと，ヘンリーと父親は問題について話し合う機会はほとんどなかったと感じ，そのあとに彼は精神科医による治療から離れた。注目すべきことは，ヘンリーは治療の選択肢として服薬はしたくないと頑なであったが，心理学的介入戦略には同意し，時間が経ち信頼関係ができるにつれ，徐々に治療者との関係ができていったことである。
　ヘンリーが調子をくずしかけていた頃，人々が彼のあとをつけていると強く確信していたことが明らかになった。ヘンリーは，このように信じるようになったのは，ある夜遅く駐車場で，1台のカメラが自分の行動を追うように動いていたのを見たあとからだと述べた。引き続き彼は，知っている人々がこれらのカメラをコントロールしていると信じ始めた。友人や身内の人が実際にヘンリーを監視し始めたために（彼の不審な行動の増加を心配していたため），この信念はさらに持続した。ヘンリーは，家族や友人の心配を察知して拾い上げただけでなく，他の人々が彼を追いかけていると確信するようになった（他の人々の会話や行動への選択的注意やモニタリングのため）。ヘンリーは，事実に基づく証拠と根拠のない結論を区別するために，特定の状況に関連した証拠の検討に時間をとることに同意した。彼が少し離れた友人の家に車で出かけたときに起こった重要な出来事が確認された。この移動

中，彼は，高速道路を運転しているたくさんの人々が彼の進行状況を移動中ずっと監視しているのではないかと心配し始めた。ヘンリーは，これらの人々が特定の人によってそうするように指示されたのだと信じ込んだ。この信念を支持する彼の証拠は，高速道路を運転しているときに，人々が彼を見ていたことだったことが明らかになった。これがこれらの体験の正しい解釈に思えるかどうかを検討するために，ヘンリーは彼の信念に関わる質問を受けた。この信念についての疑問点，例えば，この陰謀を成功させるために必要な人数，彼らをまとめる困難さ，関係費用などが，慎重に探索された。精神病のクライアントに取り組む場合，これは周辺質問技法（peripheral questioning）と名づけられた[69]。ヘンリーは，彼の信念のこうした周辺的側面を以前は考慮していなかったが，彼が述べた体験について，代替的説明をすぐに検討し始めた。ヘンリーに関わる何らかの陰謀があると以前彼に信じ込ませていた他の出来事が，同様に時間をかけて検討された。ヘンリーがこのストラテジーを自分自身で利用できるように（自分自身の治療者になるかのごとく），これらの信念に挑む過程が強調された。

　セッションの後半は，仕事がほしいというヘンリーの問題に取り組むために費やされた。彼は仕事を確保したが，病前の仕事よりもかなり少ない賃金だった。リハビリテーションの過程は，身体疾患の文脈を用いて，それが彼の状況にいかに適しているかという点で話し合われた。しかしそれでも，喪失と拒絶の体験によって抑うつ的思考が引き起こされていることが明らかとなった。ヘンリーは，自殺念慮を体験したことも打ち明けたが，これは侵入的な性質が強かった。彼が，人生を終わらせたいと望んでいないことは明らかであったが，これらの思考をずっと長くもっていれば，きっとそれにしたがって行動するに違いないと彼は心配した。侵入的思考についての情報のノーマライゼーションはとても重要であり（第7章），これはRachmanとDe Silvaの論文[112]に基づいて提供された。この過程は，彼の自殺念慮についての破局的解釈に疑問を投げかけ，これによってこれらの思考に関する頻度，期間，苦痛，没頭が減少した。

　ヘンリーは，仲の良い友人が突然亡くなったときに，治療をあやうくやめそうになった。ヘンリーは，その故人を知っている友人と近くのパブで飲ん

でいたときに，パニック発作時に体験したものと類似した症状を体験し始めた。これに引き続き，以前の体験と家族歴を結びつけ，彼は，自分は「気が狂っている」と信じ始めた。彼は「気が狂っている」のを他人に悟られないため，人々を避け始め，次第に孤立していった。彼は自分に起こっていることを心配し，夜中に長時間起きて過ごしたため，この時点で彼の睡眠パターンは悪化した。この出来事の直後のセッションでは，ヘンリーは意思の疎通に明らかに難があり，彼の話しぶりは緩慢で，あいまいであった。

　彼の心配が何なのか見いだすには少し時間がかかったが，最終的には，パニック発作と結びついた思考と，「気が狂う」という中心的な破局的解釈について話し合われた。会話の減少と社会的孤立という彼の行動は安全行動であり，他人に狂気の外見的徴候を悟られるのを防ぐつもりであったことは明らかである（これは，陰性症状を安全行動として概念化することに類似している）[99]。これらの行動や体験の概念図（formulation）が，ヘンリーに提示された。セッションは定期的に録音されたが，これによって，彼が狂っていることを他人に見られるのを防ぐと信じていた，遅い，熟慮した会話に関する彼の安全行動の一つを検証する実験が設定できた。セッションでは典型的な実験が行われた。この実験では，ヘンリーは彼の安全行動を操作的に行い，そのテープを評価することによって，彼がどのようにコミュニケーションを図っているかを観察するように促された。実験の間，ヘンリーは三つの条件を試すように言われた。

① 遅い，熟慮した会話を用いた彼の現在の会話法。彼は5分間これを持続するように言われた。
② 彼は，彼の安全行動を増加させ，それらを誇張し（もしそれらが役立つなら，それらをさらに実行することで事態はさらに好転するだろう），さらにこの条件を5分間持続する。
③ 最後に，彼はすべての安全行動を中断し，彼が以前にしていたように会話する。再び5分間。

この過程の最後にテープが評価され，彼と治療者の双方が，各条件で彼の

会話スキルがどのように表されているのか検討した。テープを聞いたあとには，彼が安全行動を続けている間の彼の会話が，とりとめがなく，不明瞭で，ぎこちなく思えることは，紛れもなく明らかであった。これは，彼が安全行動を増加させた次の②の条件では，さらに悪化した。彼が安全行動をやめた最後の③の条件では，彼の会話は非常にリラックスして快適に聞こえた。この実験ののちヘンリーは，遅く，熟慮した会話についての彼独自の信念は，実際は逆効果をもたらしていたと感じた。彼の行動は陰性症状とみなされていたかもしれず，人々が彼に関心をもつ理由を与えただろう。しかしその行動の当初の目的は，人々が彼に関心をもつのを防ぐことであった。引き続き私たちは，孤立など他の行動について話し合い，ヘンリーはこれらにも同様の効果があったかもしれないと認めた。彼は，それらは彼がもともと考えていたほどには役立たないと判断した。

　ヘンリーは，大幅に安全行動を減らし活動レベルを上げることで，このエピソードからすばやく立ち直った。「気が狂う」という彼の心配は減少し，それとともに彼の活動性は増加し，そのおかげで彼の睡眠の問題も解決した。

　このプロジェクトとの接触を終える頃，ヘンリーは症状が現れる前にやっていたものと同様の仕事を得た。彼はもう自殺念慮は抱いておらず，また治療のプロセスとこれがどう実行されるべきかを理解していた。ヘンリーには「早期警告徴候」のパッケージと治療の詳細な計画とが提供された。ヘンリーの好みで，これは文書ではなく録音テープの形で提供された。

4　安全行動としての選択的注意

　このクライアント群に取り組んできた私たちの経験では，選択的注意が安全行動として確認されることがしばしばあり，感情機能不全の自己制御性実行機能モデル[139]で予測されているように，苦痛をもたらす解釈の持続に関わっている。前述した症例について考察するならば，ヘンリーは，今にも気が狂うのではないかと心配し，気が狂っているのを人に悟られるのを避けようとしたのは明らかである。このため彼は，彼の安全行動を開始し，他の人が彼を「狂っている」とみなす徴候を探した。彼は，他の人々が自分を見てい

ることを何度も確認しており,彼らが彼を奇妙な感じで見ていると報告した。

　この例では,彼の安全行動は選択的注意と結びつき,問題の持続に貢献した。彼の安全行動は,人々が彼を実際に見る機会を増加させた。選択的注意のために,彼は実際に彼を見ている人々だけを心に留めるようになり,彼を見ていない人々の情報処理は,さまざまな理由から行わなくなっている。治療の目的の一つは,この問題に作用し持続させている悪循環に注目させることである。

　私たちは治療において,選択的注意とそれが問題の持続にいかに寄与しているかを際立たせるための既存の技法[137]をよく利用する。人が選択的注意の効果を認識できるようにするための多くの方法がある。一つの方法は,選択的注意がどのように作用するか注目させることによって,治療中に選択的注意の概念について話し合うことである。例えば,自分のお尻に注意を集中してもらい,それが椅子の上でどのように感じるかを尋ねることで,選択的注意に関わるプロセスの説明を始めることが簡単にできる。もし誰かにこれを試してもらうと,彼らはすぐに,以前は気づかなかったお尻の感覚に気づき始める。こうすることで,ひとたび注意が何かに向けられると,それについてのより多くの情報に気づくことが説明される。これらの感覚がたった今始まったばかりかどうかを尋ねることで,私たちが精神的なフィルターをもっており,そのときに関係ないと考えられる情報を無視するために,これが働くことを例示する手始めになる。これは,その情報が利用できないということではなく,むしろ,私たちはそれに注意を払わないという選択肢を選んでいるのである。注意のフィルター機構についての教育もまた有効である。

　選択的注意の効果を示すもう一つの方法は,その人の生活上変化のあった何か重要なことを見つけることである。例えば妊娠したとか,新車を買ったとかである。通常の質問リストは下記のようなものだ。

- Xが起こる前,どのくらいそれが目に留まりましたか。
- Xが起こったあと,どのくらいそれが目に留まりましたか。
- 実際にXは以前よりも多かったのだと思いますか。
- その理由は何だと思いますか。

- それは，あなたの注意がXを探すために向けられていたためだという可能性はありますか。
- これはどういうことなのでしょうか。
- あなたの現在の懸案事項で，似たようなことが何か起こっていませんか。

　この一連の質問によりクライアントは，彼らに起こっていることが正常なプロセスの一部だということを認識できる。彼らの注意は，彼らのその時々の関心によって方向づけられるかもしれない。そして，このために，実際に起こる頻度以上に，注意を向けた出来事に気づく頻度が増えるのかもしれない。

　行動実験は，選択的注意の効果を調べるために行われることもある。単純な実験，例えば，面接に来るまでにいくつの郵便ポストを通り過ぎたか，あるいは特定の種類のトレーナーを着ている人は何人かと尋ねるようなことは，クライアントが注意処理について理解するのに役立つかもしれない。これらの例では，彼らは郵便ポストの数や何人の人が特定の種類のトレーナーを着ているのか見積もって答えるように促される。実験的部分では，彼らにこれらを見つけ出し，実数を記録するように具体的に促す。これは翌週のホームワークの検討で話し合われることになる。人々は，ひとたび彼らの注意を何かに向けると，その特定のことに気づく回数が多いことに驚くことがしばしばある。このようにして，彼ら自身の体験との関連で選択的注意について検討することができる。

5　事例 2

　若い男性ピーターは，映画『トゥルーマン・ショー』を中心とした信念のために，このプロジェクトに紹介された。この映画でトゥルーマン・バーバンクは，シーヘブンののどかな海沿いの集落に白い柵のついた素敵な家をもっており，誠実な妻，さらに誠実な親友がおり，気楽な机仕事をしている。トゥルーマンに知らされていなかったのは，彼が過ごしている生活のすべては，単に24時間テレビネットワークの番組に過ぎないことだ。シーヘブン

は一つの大きな映画撮影用舞台で，そこではすべての出来事が脚本化されていて，すべての住民が俳優である（すなわちトゥルーマンを除いてである。彼はオムニカン社に幼児期に養子として迎え入れられ，番組のクリエイターによって人生のすべてのステップが描かれ，形作られていた）。この映画を見て以来，ピーターは似たような体験が自分にも起こるかもしれないと思い始めたが，これは一過性の考えであった。

しかし同じ頃に，他のことも起こりつつあるように思えた。例えば英国のチャンネル4のテレビ番組『ビッグ・ブラザー』では，10人の人が一つの家に一緒に住み，1日24時間，テレビのために撮影された。これは，見られているという彼の懸念を増長させ，彼は自分の信念を支持する証拠をますます探すようになった。この頃，彼が道を歩いていた際に，誰かが彼の名前をはっきりと呼んだのだが（「おい，ピーター」），彼はこのとき，彼らのほうへ向かって歩いていたところだった。彼の名前を呼んだ人物は，彼に近づいてくることはせず，横目で彼をチラッとは見たが，まっすぐ歩き彼を通り過ぎていった。ピーターはこれを，皆が自分を誰か知っていて，自分が有名な証拠だと判断した。この結果，『トゥルーマン・ショー』についての彼の信念が強まった。彼は，人々が彼を知っているという仮説を支持する証拠をより多く集めるように試みるべきだと思い，そうすることで彼のトゥルーマン・ショー仮説が支持されるだろうと考えた。彼は目の端で人々を見渡し始めた。もし人が彼をちらりと見るところを彼が捉えると，これは彼の信念を強め，彼は素早く視線をそらした。この証拠を集め始めるにつれ，彼はますます不安になり混乱していった。ちょうどこのときに，彼はこのチームに紹介された。

初回のセッションでは，アセスメントと，問題と目標のリスト作成に焦点が当てられた。ピーターは，彼の体験は多くのことが原因になっている可能性があると信じており，これは**表9.2**で示される代替的選択肢考案表を用いて探索された。また，この時点で彼は，安全行動と選択的注意の概念を紹介された。

認知療法と関連した帰納的方法（inductive method）と，選択的注意と安全行動の概念について触れたあと，ピーターは，人々が彼を見ているという

表9.2 代替的選択肢考案表

代替的選択肢の考案

名前：ピーター　　　　　　　　日付：2001年12月26日

確認された侵入的思考	私が外出して通りを歩くと，人々が私を見る。
思考についての現在の説明と確信の強さ	私は，『トゥルーマン・ショー』のような状態である。 80％
この信念に関連する現在の気分	不安

この考えに対して可能な説明のすべてに私たちが目を通すことができれば，それはとても役立ちます。先にあなたが示してくれた考え方が，その主な理由であることを私は理解しています。しかし，もしそれについて別の選択肢があるのであれば，それらをぜひ知りたいと思います。

侵入についての説明	確信の強さ（0〜100） 0＝これは私がこの考えをもっている理由ではない。 100＝これは私がこの考えをもっている理由そのものだ	関連する気分
トゥルーマン・ショー	80％	不安／恐れ
以前の薬物使用	60〜75％	恐怖
ストレスと混乱	40％	より落ち着く

彼の信念を検証するために，異なる実験を受けることにした。

彼は，人々が彼を見ているのか，社会的に普通の合図やしぐさを誤って解釈しているために間違って物事を捉えているのか，さらに確信がもてない感じがしてきた。彼はこれを検証すべきだと思い，人々が自分を見ていると完全に確信する状況とはどのようなものか見てみるべきだと思った。そうすれば，これを彼の現在の体験と比較し，何か違いがあるか確認することができることになる。彼は，人々が確実に彼を見るようにし，あらゆる不確実性を除外するために何ができるか考えた。結局彼は，髪を緑色に染めて外出することにした。これで他の人の注意を十分引けるだろうと考えた。彼は，午前中は普通の髪の色で外出し，午後は緑色の髪で出かける計画を立てた。これをしたとき，彼は，彼を見る人々の数だけでなく，その体験の質にも大きな違いがあることに気づいた。以前彼は，視線がチラッと向くのは，人々が彼

を見ていることを示していると思った。しかし実験のあとには，通常の社会的な相互交流と，人々が積極的に彼を見ることとの違いを区別できるようになった。この実験は，彼がデータを間違って解釈した可能性があることを示すのに役立ち，そのような体験をより詳細に検討する必要性を彼に強く気づかせた。

6 回避に対処するための活動スケジュールの作成

　回避は，恐れている結果（例えば，「気が狂う」，症状が悪化する，恥をかく）を避けるための安全行動として一般的に用いられる。精神病が発展するときには，人々は自分の体験に没頭したり，他人が何を言うか恐れたりすることがある[90]。このために孤立を余儀なくされることがあり，人々は多くの時間を一人で，おそらくは自分の部屋で過ごす。彼らは，他人と接触する頻度や期間が減るために，体験や思考に没頭することが多くなるかもしれない。そのような孤立は，代替的思考を考案し評価する外部の情報源を手にする可能性を減ずるが，これは精神病の発展を助長することが示唆されている[44]。孤立は，他にも抑うつ気分の増加を引き起こすことがある。活動スケジュールの使用は，活動レベルをモニターし，それに影響を与える有効な方法となるはずだ。しばしばクライアントは，孤立は彼らの問題の結果だと考える。しかし，それは持続性の要因にもなる。人々にもっと活動的になるように勧めることが，前進するための重要な一歩になることがある。しかし一般的に，これを達成する最良の方法は，直接的な指示よりも行動実験である。最初クライアントは，彼らの活動レベルを活動スケジュール（このためのひな型は，p.156 付録4参照）に記録するよう促されるべきだ。クライアントは活動の間，彼ら自身を二つの次元で評価するように勧められる。

- 取り組んでいる課題の達成感（mastery）の度合い
- 課題に関連した満足感（pleasure）の度合い[6]

この基礎的なアセスメントを行うことで，不活発の期間が気分レベルの低

下と関連していることがしばしば示される。活動レベルの低下はまた，精神病的体験のレベルの増加と関連していることもある。活動レベルの増加がある人の気分や精神病的体験の頻度にどう影響するか検証するための実験を設定することが，活動レベルを増加させる有効な手段になることがあり，これに付随して精神病体験が減少し，気分が持ち上げられる。

7 要　約

　この章を通して私たちは，不安の文献で述べられているのと同様に安全行動の重要性を強調し，それらが精神病モデルにおいても同様な効果をもっていることを示した。これらの安全行動は，その性質が認知的であっても行動的であっても，侵入についての非機能的解釈を持続するために作用することがある。綿密なアセスメントが必要とされ，その人の安全行動のすべての側面を探索するために，セッション中に恐れている状況を誘発することが必要になるかもしれない。実験を通してこれらの行動を検証する重要性が話し合われ，この手法を強調するために症例が紹介されている。

　またこの章では，このクライアント群においてしばしば用いられる特異的な行動として，選択的注意の役割を検討し，苦痛の持続におけるこの行動の役割を強調するために，再び症例を紹介している。

　最後に私たちは回避について論じ，この行動に対処するために役立つ介入として活動スケジュールの作成を勧めた。

第10章 メタ認知的信念

不安障害の認知的な概念化 (conceptualisation) では，メタ認知が重要な因子であるという認識が高まっている。WellsとMattews[139]は，感情障害の自己制御性実行機能 (self-regulatory executive function; S-REF) モデルを提唱しており，不安障害の特定の認知モデルのいくつかは，この因子を取り入れて発展してきた（例えば，全般性不安障害）[135]。S-REFモデルは，心理的機能不全の脆弱性が認知−注意症候群と関連することを示唆しており，これは，自己に焦点が向けられた注意の増大，注意のバイアス，反芻処理 (ruminative processing)，非機能的信念の活性化によって特徴づけられる。このモデルでは，偏った情報処理や認知的侵襲などの認知−注意体験は，患者の信念によって方向づけられる実行処理の介在を受ける。信念の一部はそもそもメタ認知的であり，それ自体が特定の思考処理やストラテジーに対する解釈，選択，実行に関連している。Wells[136]は，メタ認知的信念には，思考過程についての信念（例：「私は記憶力が悪い」），ある種の思考の利益と不利益（例：「私の心配は，私の気を狂わせかねない」），思考内容についての信念（例：「死について考えることは悪いことだ」）が含まれると述べている。全般性不安障害と強迫性障害に関する信念を論じる中で，Wells[136]は，これらの患者において彼らを非臨床例から区別しているのは，認知の内容ではなく認知過程に対する彼らの評価 (appraisal) と反応であると述べている。

このマニュアルを通して述べられる精神病モデルは，メタ認知を取り扱う方向へ治療を導く[93]。肯定的信念はさらなる侵入を生み出すかもしれないが，普通と異なる体験を危険である，あるいは制御不能とみなす否定的評

価は，精神病への進行を開始させたり加速させたりするかもしれない。次の節では，肯定的信念と否定的信念についてさらに詳しく論じる。

1 肯定的信念（positive beliefs）

　普通と異なる体験に対する肯定的信念が精神病の発展に関わることについては，かなりの実証的支持がある。Miller，O'Connor，DiPasqualeら[87]は，入院患者の50％が彼らの幻覚について何らかの肯定的影響を報告することを明らかにしており，最も一般的にあげられる利点には，幻覚によってリラックスできる，気持ちが落ち着く，仲間がいる感じがするなどが含まれていた。幻声を聞いている人たちについての別の研究で，ChadwickとBirchwood[22]は，もし人々が彼らの幻声を好意的だと評価した場合，これらの幻声に引きつけられることを見いだしている。Morrison，Wells，Nothardら[96]は，非患者群での普通と異なる体験に対する肯定的信念は，幻聴と幻視の引き起こしやすさを最も効果的に予測することを見いだした。したがって，幻覚性の現象を経験する人々においては，肯定的信念が精神病への進展に関係していることは明らかである。自分の妄想に対して肯定的信念をもつ患者もよく見られるが，特に早期段階においてよく見られる（明らかに，私たちのクライアント群にとって重要なことである）。例えば，Bentall，Kinderman，Kaneyら[15]により示唆されているように，被害念慮は，その人の人生に意味を与えたり，彼らを特別な存在にしたり，刺激を与えてくれたり（精神科患者の生活でしばしば欠けているもの），あるいは自己非難からの防御になるかもしれない。被害的思考（paranoia）は，生存戦略とみなすこともできる。

　私たちの患者の中には，精神病の発展におけるこうした肯定的信念の重要性と，引き続くストラテジーの採用を例示する多くの臨床例がいる。例えば，意図的に被害的思考や幻覚性の現象を引き起こすために，人々は大麻，エクスタシー，コカインなどの薬物を摂取するかもしれない。何人かの患者は，そのような現象の頻度を上げようと，故意にそれらに注意を向け始めている。RommeとEscher[115]により示されたとおり，一部の人では，そのような現象

は心的外傷や外傷性記憶と関連した対処反応としても起こることが明らかにされている。

　メタ認知に関連した苦悩を減らす手助けをするために用いられるストラテジーは，他の信念で用いられるものと同じである。例えば，証拠の評価，代替的説明の考案，行動実験，特定の信念を保持する利益と不利益の検討は，すべてメタ認知的信念を取り扱うために用いることができる。普通と異なる体験や信念に対する典型的な肯定的信念には，「被害的思考は有用であり，危険と関わらないように助けてくれる」というものがある。そのような信念には，上記のどれもが役立つであろう。出発点として適切なのは，利益と不利益とを二列のコラムを用いて検討することにより，そのような陳述の的確さを評価することである。

▼例

　19歳の男性カールは，閾値下の症状の基準を満たすレベルの猜疑心と被害的思考をもっていた。彼は，被害的思考は機能的であるという信念を肯定的に捉えていた。彼は，被害的思考と過剰な警戒心が彼を危険から遠ざけていることを引き合いに出し，自分が警戒していなければ攻撃されていたと信じる機会をいくつか話してくれた。彼が住んでいた地域は非常に貧しく，路上犯罪や暴力が非常に多いことを考慮すると，この捉え方は十分に的確であった可能性もある。彼は不法なドラッグ売買に関与しており，被害的思考は仕事上必要なことだと感じていた。一方で，彼は家を離れる際に猜疑心のために不安になってしまうときがあり，これが問題であることも認めた。私たちは協力して，どんなときに猜疑的になる必要があるか，いつ気を抜くことができるかについて，代わりの「ルールブック」を作成した。これは彼が認めていた利益を維持しながら，被害的思考に結びついていた不利益を減らした。

　もう一つの一般的な肯定的信念は，幻覚性の現象に価値を認めることである。例えば，22歳の女性キリーは，言語性の幻聴をまれに経験していたが，実際にはその声を聞くことを楽しんでいた。それらの内容はさまざまで（肯定的なものもあれば，否定的なものもある），決まって彼女が夜ベッドにい

るときに起こった。それらを聞いたとき，彼女は，それらは（友好的な種類の）幽霊か他人がテレパシーを使っているのだと信じた。セッションでは，彼女はそれらが幻覚か心の錯覚だと考えた。彼女は，声から助言（彼女は声を出さずに質問し，彼らはひと言で返事をしてくる）や仲間意識など，いくつかの利益を引き出していた。このため彼女は，これらの恩恵を与えてくれる他の拠り所を探すように促された。例えば，問題があれば妹と相談したり，夜間講座に参加して新しい人たちと出会うようにする，などである。

2 否定的信念（negative beliefs）

普通と異なる体験についての肯定的信念は，そのような体験の発生に結びついているようだ。これらの体験が，制御不能または危険であると評価されたり，生活環境に否定的な結果（例えば，職業的・社会機能的問題）をもたらす場合にのみ，それらが問題となり[97,98]，苦痛や障害を伴う精神病性障害の発展に寄与するのである。

BakerとMorrison[2]は，幻聴を体験している患者はある種の思考に関する制御不能性と危険性についての信念に関与するメタ認知的信念で高い得点を示すことを明らかにした。さらに，FreemanとGarety[43]は，被害妄想をもつ人々の大多数が妄想念慮の制御に関するメタ不安（meta-worry）を体験することを見いだした。同様にChadwickとBirchwood[22]は，彼らの幻声が好意的であると信じる患者はそれらに耐えようとすることを報告した。

もし患者が精神病性障害へと進行している場合，彼らが普通と異なる体験や信念について否定的な解釈をし始めている可能性が高い。これらは，制御喪失や気が狂うこと[92]，またはその体験が巨大で悪意のある誰かや何かによってもたらされるとみなしていること[22]と関係するかもしれない。もしそうであるなら，標準的な認知療法戦略を，これらの否定的解釈の的確さを評価するために用いることができる。精神病に発展するリスクの高い人々では，普通と異なる体験や思考についての否定的信念が，精神病への進行に関わる可能性が明らかにある。私たちの研究では，ハイリスクの患者は非患者と比べて，メタ認知質問表（meta-cognitions questionnaire: MCQ）[97]の否定的信念

の下位尺度すべてで有意に高い得点を示した。これには思考の制御不能についての信念，迷信，罰，責任についての信念，自意識についての信念が含まれる。

一般的な否定的信念は，何か悪いことを考えたり，想像したり，夢を見たりすると，それを引き起こすかもしれないというものだ（p.79「思考－行動の融合」を参照）[111]。例えば，19歳の少年ジョーは，彼のもっている夢は実際に起こるだろうと信じていた。これが問題だったのは，それらが頻繁に，彼の友人や家族への危害を含んでいたからだ（例えば，自動車事故，身体的暴行，不治の病）。彼は，次の日起こることを夢で見ていたことに何度か気づいたためにそう信じていた。明らかに，彼は夢を制御することができず，これが彼にはとても大きな苦痛であった。治療に現れたとき，彼はなんとか眠らないようにとがんばっており，そのためにカフェイン，ニコチン，アンフェタミンの使用が増えていた。夢に関する行動実験を考案するのは難しかったので，彼は夢を日記につけるように勧められた。彼が夢で見たいくつかの些細なことは起こったが，一方で，彼が夢で見たことと実際の災難との間には関連がないことが明らかになった。彼は，そのような過程が起こる仕組みを検討するように勧められた。そこで，彼はそれが夢と連動するなら，それは思考と想像でも実際に連動するはずだと思った。彼は，ある週末にサッカーリーグの92チームのどこもがゴールを決めないということを確かめてみることにした。これはもちろん起こらず，彼が当初の心配に没頭したり苦痛を感じたりすることはほとんどなくなった。

3 メタ認知のアセスメント

メタ認知的因子のアセスメントについての臨床面接[138]に加え，自己報告式の測定法が有用なことがある。

(1) メタ認知質問表

メタ認知質問表（meta-cognitions questionnaire: MCQ）[21]は，リスク群の予測だけでなく，その臨床適用の点でも有用な方法である。これは，精神事

象に関する信念についての65項目からなる測定法であり[2]，幻聴を体験している患者，精神障害をもつ対照者，健常者間で差を示すことが明らかとなっており，患者でない人々の精神病症状の引き起こしやすさと相関する[96]。また，精神病のハイリスクの人たちと非患者間で差を認めることが明らかにされている[97,98]。

質問表は，下記の5つの下位尺度に基づいて得点する。

1. 心配についての肯定的信念 – 典型的な項目は，「心配することは，心の中で物事を解決するのに役立つ」「心配することは，私が対処する助けになる」などが含まれる。
2. 思考と，それに対応する危険性の制御可能性についての否定的信念 – 典型的な項目は，「心配することは，私にとって危険だ」「心配している観念を私は無視できない」などが含まれる。
3. 認知的な確信 – 典型的な項目は，「私は記憶力が悪い」「私は実際に何かをしたのか，ただそれを想像しただけなのか，わからない」などが含まれる。
4. 思考一般についての否定的信念で，責任，罪，迷信などが含まれる – 典型的な項目は，「自分の思考を制御できないのは，弱さの表れだ」「心配している観念を制御せずにそれが起こったら，それは私の責任だ」などが含まれる。
5. 認知的自意識 – 典型的な項目は，「私は，自分の考えについていろいろ考える」「私は，自分の心が動くようすに細心の注意を払っている」などが含まれる。

各項目は1から4で点数がつけられた（1＝当てはまらない，2＝少し当てはまる，3＝ある程度当てはまる，4＝非常に当てはまる）。

下位尺度は，良好な内部整合性（αは0.72～0.89の範囲）と再テスト信頼性（係数は0.76～0.94の範囲）を示した。

(2) 声の解釈調査票

　幻覚体験についての肯定的・否定的な信念を評価するために役立つ，もう一つの自己報告式尺度が，「声の解釈調査票」[97,98]である。この尺度は，一般人口における幻聴の肯定的・否定的な評価を同定することが示されている。声の肯定的な解釈は幻覚性現象の頻度と関連し，一方で否定的な解釈は苦痛に関連する[97]。これは，声を聞くことについて人々がもつ信念を測定する26項目の質問表である。形而上学的信念，肯定的信念，制御喪失についての信念を測定する三つの下位尺度がある。質問は仮定的に述べられている（「もし私が他の人に聞こえない音や声を聞いたとしたら，私はおそらく……と考えるだろう」）。被験者は，声についての記述にどの程度該当するか丸をつけて各項目に答える（1＝全くない，2＝少し，3＝中程度，4＝非常に）。

4　治療的な意義

　すでに述べたように，これらの信念の治療は，苦痛の軽減に焦点を当てるべきだ。証拠の評価，代替的説明の考案，行動実験，利益と不利益の検討などのストラテジーは，すべてメタ認知的信念において利用できる。人々が，普通と異なる認知は狂気の発症の徴候だと信じることが，ありふれた体験であることも議論されている。一般的には，これらの体験の頻度を減少させることがその人の目標となる。例えば，「私はあとをつけられていると考えたくない」または「私は夜に洋服ダンスの上に物を見たくない」。これは，そのような体験についての彼らのメタ認知的評価によるものであることがしばしばである。例えば，「もし私がこれらのことを考えれば，私は気が狂うに違いない」。人々が夜に暗い部屋に一人でいて，何か恐ろしいことが起こると予期しているときに物を誤って解釈する体験を阻止することは，治療の範囲を超えている。これは正常な反応である。しかし，これらの体験が狂気の発症を示唆するのかについて評価する手助けをすることは，治療の範囲を超えるものではない。そのような体験に対する彼らの信念を評価する手助けをすることが，それらの発生を減らす効果があることがしばしばある（評価の変化と抑制の減少が侵入の頻度に及ぼす影響についての記述は，文献134) を参照）。

それゆえ，メタ認知的信念を標的にすることが，これらの信念の頻度や関連する苦痛を減少させるためには不可欠である。この過程は，症状と苦痛の軽減および再発予防にとって，極めて重要である。その人が行動や環境的側面のみを変化させることで，症状や苦痛の軽減を保ち続けることは可能である。しかしその人は，このような体験がどこか破局的だという信念を依然保持しているかもしれない。すでに述べたように，これらの現象の多くは人間の正常な体験の一部であり，それらはいつか繰り返される可能性がある。これは，こうした体験の破局的性質を取り囲む彼らのメタ認知的信念を誘発し，事態は再び手に負えない状況になる[56]。したがって，これらの信念を評価し，取り扱うことが重要である。

5 要　約

　この章では，メタ認知的信念が侵入の頻度とこれに関連する苦痛を持続させ，おそらくは増大させる点で重要な役割を担っていることについて検討した。人々が自分の思考について検討する様式が重要であることは，不安障害，特に強迫性障害の文献で長らく認識されてきた。WellsとMattews[139]は，助けを求めている患者を非臨床例から区別しているのは彼らの認知の内容ではなく，そのような認知過程に対する評価（appraisal）と反応であると述べている。精神病では，幻声が好意的か敵対的かという評価は，苦痛と明らかな関連性をもっている[22]。第7章で論じられたように，精神病現象は一般人口でも確認されうるという証拠がある。一般群を臨床群から区別していると思われるのは，これらの体験の評価である[108]。この本を通して示されたモデルは，精神病体験に対する肯定的・否定的信念の双方の重要性を強調している。この章ではまた，長期間の変化を得るためにこれらの信念を標的とする重要性も強調している。なぜなら，もし破局的なメタ認知的信念が残っていると，その人はさらなるエピソードに対し脆弱なままであるかもしれないからである。

第11章 「私は(人と)違っている」とその他の中核信念

　私たちの幼少期の体験は中核信念（core belief）を形成するが，クライアントの多くにおいても，なぜ彼らの幼少期の体験が，自分は他人とどこか違っているという彼らの中核信念を発展させたのか，理解するのは難しくない。この本を通して示されたモデルでは，自己と社会についての誤った知識が組み込まれている。中核信念が概念図（formulation）に組み入れられるのはここである。中核信念の同定は，包括的な概念図を作り上げるために極めて重要である。しかし，それらの修正は必ずしも必要とは限らない。多くの症例では，彼らの信念がどのように生じたのか明らかにする概念図をクライアントと作り上げることで十分である。しかし一部のクライアントでは，中核信念は，彼らの非機能的解釈を持続させる点で大きな影響力をもっていたり，将来の再発に対する重大な脆弱因子を意味しているかもしれず，修正が必要かもしれない。もしそれが必要に思えたら，インフォームド・コンセントをクライアントから得て，そのような信念を保持することと関連した利益を，不利益とともに吟味する手助けをすることが大事である。

　私たちの研究で強調されている非常に一般的な中核信念は，精神病のリスクのある人たちは自分が人と違っていると信じていることである。これは多くの幼少期の体験に関連するが，一般的なテーマには，いじめ，レイプ／性的虐待，その人に対する脅迫，その人に孤独や傷つきやすさを感じさせる出来事などが含まれる。彼らはしばしば，自分が人と違っているからそのような出来事が起こったのだ，または，起こったことの結果のために自分が人と違ってしまったのだと思い込むことで，それらの体験の意味を理解する。前章で述べたとおり，人々は人と違っていることを肯定的にも否定的にも解釈

することができる。

1 中核信念の同定

　この目的のために発達した多くの技法によって，中核信念を同定することができる。下向き矢印法（downward arrow technique）は，これらの信念を評価する最も一般的な方法の一つである。この技法では，治療者が治療の中から否定的思考を取り出し，なぜその人がその思考に陥るのかを彼らの中核信念との関係で理解するために時間をかけることが必要とされている。この技法は適切に用いられるべきである。この技法の一例を以下に示す。

クライアント：他の人と一緒にいるときは，人が私に話しかけてくることがなるべくないように黙っているのがいいと思っています。

治療者：あなたは，これと似たようなことを他の機会にもおっしゃっていましたね。これらの考えを支持している根本的な信念があるのか確かめるために，この考えについていくつか質問してもよろしいですか。

クライアント：それが役に立つと思われるのでしたら，私はかまいません。

治療者：それでは，これが役に立つのかどうか確かめてみましょうか。

クライアント：わかりました。

治療者：あなたのもともとの考えについてですが，「人に話しかけられないように，静かにしているほうがいい」と言いましたね。誰かに話しかけられたとき，何が最もいやなのか教えてもらえますか。

クライアント：そうですね。すでにお話ししましたが，私に注意が向けられると思うのですが，それが本当にいやなんです。

治療者：人々が，あなたにより多くの注意を向けることの何が最もいやなのか教えてもらえますか。

クライアント：彼らは，私がどんな人なのかという目で私を見ます。

治療者：その何が最もいやなのでしょうか。

クライアント：そうですね。私が実際にどれほど変わっていて，人と違っているのかを彼らは見るのでしょうね。

治療者：それでは，私が理解したことを確認してみますね。もし人があなたに話しかけると，彼らはあなたがどこか変わっている，人と違っていると思う。正しいですか。
クライアント：ええ，そうです。
治療者：すると，そのことで何がそんなにいやなのでしょうか。
クライアント：もし私が変わっていて人と違うなら，他の人は私のことを好きになることはないでしょう。
治療者：するとあなたは，人と違っているために好かれないことを心配しているのですね。
クライアント：そうです。

　この過程のおかげで，中核信念に近づくことはとても容易になる。治療者の中には，中核信念を明らかにすることは，長く複雑な過程になるはずだと考える者もいる。これは安易に着手されるべきではないが，一方でこれらの信念を同定する過程は，多くの症例では難しいものではない。この過程によりいくつかの中核信念が明らかにされ（先の例では，「私は変わっていて，人と違っている」や「私は好かれない」），次にこれらが検討される。中核信念に近づくために，修正版の非機能的思考記録（dysfunctional thought records）を用いることが可能であり，またロールプレイも有用かもしれない。

2　中核信念の修正

　中核信念の的確さを評価するために開発された多くの技法が存在する。中核信念を支持，反証する証拠の検討は，代替的説明の考案，ロールプレイ，フラッシュカードなどと同様に，そのような信念を評価する一般的な方法である。Padesky[105]は，歴史テスト（historical tests），ポジティブ・データ・ログ（positive data logs），連続体指標の使用（use of continua）のような技法をさらに提案している。

　多くの人々にとって，自分が変である，または人と違っているという信念やそれに続く代償信念（第6章）は，彼らの幼少期の体験を反映している。生

活史的に考察してみると，自分が変であるという彼らの信念は理解することができ，変だとみられることを避けるための彼らの戦略は機能的に思える。しかし，現時点でどのくらい変わっているのか，その程度とそれに関する代償戦略を操作的に取り扱うことで，評価の補助となる最新の素材が得られる。これは一般的に，社会恐怖のような不安障害をもつ人に行われる。例えば，もし顔が赤くなるのを感じたら，彼らがどのくらい赤くなるのか調べることが大切であり，この目的のために，カラーパレットにおける赤の色調を用いることができる。同様のことは，自分が変であるという信念にも適用できるが，それらは定義するのは少し難しい。なぜなら，変であることの程度を簡単に確かめるためのパレットを手に入れることは難しいからである。次の例はこの過程を例示してくれる。

治療者：あなたが自分は変だと思っていることは承知しています。私たちが以前に行ったように，何か変化が起こるかどうか確かめるために，これを評価するための方法を見つけることができれば役立つかもしれません。よろしいですか。

クライアント：はい，わかりました。

治療者：それでは，あなたは自分自身がどのくらい変だと思いますか。0〜100までの目盛りを使ってみましょう。0は全く正常で変だという徴候はない，100はあなたがなりうる最も変な状態とします。

クライアント：まあ，私は明らかにかなり変だけど，どの辺に点数をつけたらいいのかはよくわからないなあ。おそらく80くらいかな。

治療者：わかりました。それでは，0〜100の間に私たちが位置づけることのできるような他の人たちを思いつきませんか。線を引いて，変わっている程度に合わせて人々を位置づけしてみましょう。全く普通で正常な人を誰か知りませんか。

クライアント：そうですねえ。司書のような人たちが思い浮かびますね。彼らは退屈で普通に見えますね。彼らがことさら変わっているなんて想像できません。

治療者：それはとても役立ちます。この0〜100の連続的な尺度の上で，司

書をどこに位置づけましょうか。
クライアント：そうだなあ，彼らはちょっと変わっているけど，大したことはないから10くらいだと思う。
治療者：なるほど。それでは，特定の人物はどうかな。個人的に知っている人，近所の人，友人，家族，もしくはメディアの中の誰かとか，あなたが正常だと思う人は誰かいないかな。
クライアント：わからないなあ。誰も思いつきません。
治療者：他の人が普通だと思っている人は誰かいないかな。
クライアント：ぼくはトレヴァー・マクドナルド（訳注：英国民放ITVの人気ブロードキャスター）はとても普通だと思う。彼は，人々が最も信用する人に選ばれたからね。変人を信用したりしないでしょう。
治療者：私たちの線上では，トレヴァー・マクドナルドはどこに位置づけましょうか。
クライアント：そうだな，彼はだいたい5かな。
治療者：わかりました。それでは反対側のほうはどうでしょう。全く変わっていると思われている人は誰か思いつきますか。
クライアント：そう，僕以外ならオジー・オズボーン（訳注：ロックスター。一家の日常が番組になった）は若い頃はかなり変だったと思うよ。彼はだいたい80だね。考えてみれば，あそこの家族はみんなかな。
治療者：それでは，彼をこの連続的な尺度の上に位置づけてみましょう。他に誰かとっても変だと思う人は思いつきませんか。
クライアント：ジェリー・スプリンガー（訳注：TV番組）に登場した人は，みんなとっても変だと思うよ。彼らは75くらい。

　この後，治療者は，オジー・オズボーンに関する特徴について検討するように彼に求めることができる。この例では，生きているこうもりや他の動物を食べるような行動であることがわかった。この時点で，クライアントは彼が同定した人々と関連づけながら，彼自身をその連続的な尺度の上に位置づけるように勧められるべきだ。これにより，変であるという彼自身の信念が再検討され，確信と苦痛がこれに伴って減少することがしばしばある。次の

症例では，苦痛の持続における中核信念の重要さが強調され，中核信念の評価の実例が示される。

3 事 例

ジョーンは20歳の女性で，地元の単科大学に通い，Ａレベル（訳注：英国の大学受験のための学力証明の上級レベル）の勉強をしていた。彼女は長年，これらに合格するために必死でがんばっていたが，ここ1年間は勉強に集中することが次第に困難になっていた。紹介された時点で，彼女の全般的な集中力はひどく低下しており，彼女は勉強のために5分も座っていられないと感じていた。彼女の睡眠パターンは不安定で，彼女はうつと社会不安を感じ，他の人々が彼女のうわさ話をしていると心配するようになっていた。彼女の食事量は少なく，体重が減り，身だしなみもまた不潔であった。治療の最初の目標は，週に少なくとも1回シャワーを浴びるか風呂に入ることだと彼女

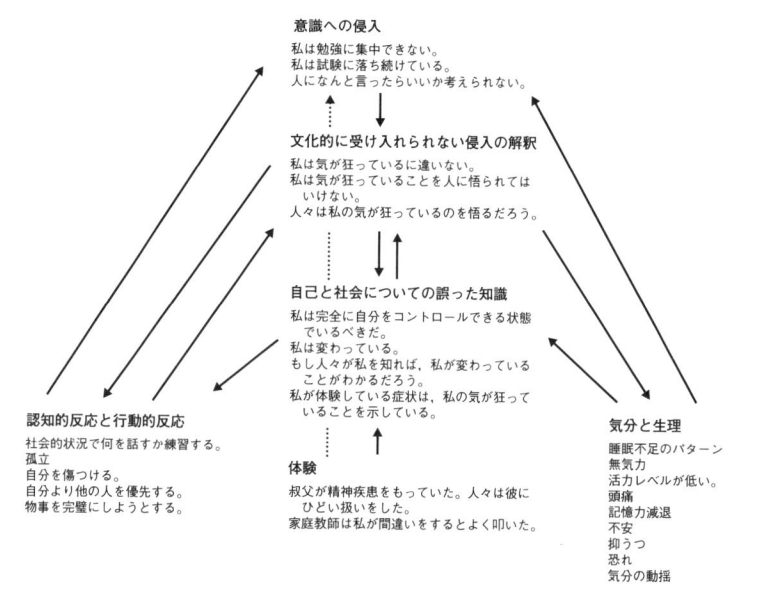

意識への侵入
私は勉強に集中できない。
私は試験に落ち続けている。
人になんと言ったらいいか考えられない。

文化的に受け入れられない侵入の解釈
私は気が狂っているに違いない。
私は気が狂っていることを人に悟られてはいけない。
人々は私の気が狂っているのを悟るだろう。

自己と社会についての誤った知識
私は完全に自分をコントロールできる状態でいるべきだ。
私は変わっている。
もし人々が私を知れば，私が変わっていることがわかるだろう。
私が体験している症状は，私の気が狂っていることを示している。

認知的反応と行動的反応
社会的状況で何を話すか練習する。
孤立
自分を傷つける。
自分より他の人を優先する。
物事を完璧にしようとする。

体験
叔父が精神疾患をもっていた。人々は彼にひどい扱いをした。
家庭教師は私が間違いをするとよく叩いた。

気分と生理
睡眠不足のパターン
無気力
活力レベルが低い。
頭痛
記憶力減退
不安
抑うつ
恐れ
気分の動揺

図11.1 個別的な症例の概念図

が考えていたことは重要である。彼女は，以前カウンセラーと会ったがあまり助けにはならなかったことや，勉強のスキルに役立たせるために大学のカウンセラーと会っていることなどを説明した。彼女は，治療で物事を変えることができるということをあまり信用していないようであった。また，彼女の問題のせいでセッションにはあまり定期的に参加できないだろうと述べ，あらかじめそのことを謝った。図11.1に見られる概念図は，問題リストにそって，最初の数回のセッションで作成された。

ジョーンは試験に合格し，総合大学に行き，そして仕事を始めたかった。残念なことに，彼女は総合大学に行くための試験を受けるところでここ数年行き詰まっており，今ではこれは達成できないだろうと感じていた。

治療の早い段階で，彼女は完璧でなければならないという信念をもっていることが明らかになった。これは中核信念というよりは，非機能的前提（dysfunctional assumption）であった。彼女の中核信念は，自分は変わっているということであった。完璧でなくてはならないという彼女の信念は，つまりこうすることで，彼女が変わっていることに人々が気づくのを避けられるはずだというものであった。ジョーンは絶えず自分は変わっていると言い，彼女に起こることは変だとしきりに言っていた。変わっていることを人々に悟られないようにするために，彼女は社会的接触や大学の勉強など，物事を完璧にやり遂げようとしてかなりのエネルギーを費やした。彼女は物事をするための最適な時期を待とうと思ったが，そのあとには最適な時期は決して来ないかもしれないと心配した。

彼女の「自分は変わっている」という信念は，彼女の幼少期の体験に由来していた。彼女は，精神疾患をもつ叔父に非常に親しみを感じ，彼を理解していると思っていた。残念なことに，他の家族は彼女の叔父に対しかなりひどい扱いをし，彼のことを変人などという呼び名で軽蔑して呼ぶことが頻繁にあった。ジョーンは叔父への親近感のために，彼女自身が変人とみなされることになるかもしれないと思っていた。家庭教師は彼女の成績が悪いとみなすと彼女を叩いたが，このときにこの信念はさらに悪化した。彼は，ジョーンがうまく学習できないことを「バカ」とか「変だ」という言葉を使って表現した。したがって，彼女が先生から叩かれることだけでなく，他人から

自分が変だと思われることを避ける方法を発展させたことを知っても驚きはしない。これを実現するために，彼女は非常に高い基準で物事を行うようになった。これは，彼女が家庭教師から叩かれるのを防ぐという点では明らかに機能的であった。そのうちに，彼女はこの信念を彼女の生活の他の側面へと組み入れ始めたが，このストラテジーは引き続きしばらくは機能的であった。しかし，彼女がＡレベル試験に失敗したときに，これは非常に大きな苦痛を引き起こした。このとき以降，彼女は他人から変わっていると見られることを避けるための代償行動を増やし，これが彼女のその後の問題の大きな引き金になっているようだった。

　治療に参加した時点で，彼女は完璧さについての信念に非常に気をとられており，これらの信念が彼女の進行を妨げるために，ほとんど何も達成できていなかった。私たちは，すでに示したような概念図を作り上げた。これは，この信念の潜在的な発生源を示すために利用され，彼女は，これは有用だと述べた。しかし，彼女が変であるという信念と，完璧性の欲求に挑む必要があった。ジョーンにはどう見ても変なところはなく，彼女は，「変である」という言葉を用いて自分が意味していることを操作的に扱うことが難しいことに気づいた。しかしそれにもかかわらず，彼女は生活の中で起こった出来事や，彼女自身を「変である」とみなすことがしばしばであった。そのような出来事は，「変である」程度を客観的に評価しようとする試みのために，詳しく検討された。ジョーンは，彼女の生活の中で起こったほとんどすべての出来事を変だとみなしているようだった。ジョーンは，自分自身を変だとみなす場合に，何を意味しているのか明らかにするように言われた。これが行われると，彼女は実際には確信をもっておらず，単にその言葉を包括的に否定的な意味をもつ軽蔑的な用語として日頃から用いる傾向があることが明らかになった。彼女は，これが彼女の信念を持続させる役割を担っているかもしれないという結論に達した。ジョーンは，状況を詳しく検討したあとにその根拠がない場合は，この言い方を用いないように勧められた。彼女の信念を支持する自己についての誤った捉え方や，彼女の外見や行動について明らかに奇妙なところはないように思われた。

　私たちは，変であるという彼女の信念とともに，完璧であるという彼女の

信念を検討した。彼女は，これらの信念をもっていることで，自分が失敗しやすく極端に大きなプレッシャーがかかってしまうことをすぐに理解できた。彼女は会話の中で完璧な応答をし，課題を行うために完璧な時間を待ち，学校では完璧な小論文を書かなければならず，そのリストはほとんど限りなく続いた。これらのうち最初のもの（会話への彼女の応答）が詳しく検討された。ジョーンは社会的な接触に関わり合うことを非常に恐れていた。これは，彼女がこうした状況で機能することはできないと感じ，極度に不安になるためであった。彼女は社会的な接触を可能な限り避けていた。社会的な状況におかれると，彼女は，会話がどういう方向に進むのか，どんな応答が自分にできるのかを考えるようにしていた。そして，彼女は頭の中で，それを完璧だと思えるまで何度も何度も練習した。こうしたストラテジーの有効性を検証するために，ジョーンは彼女の知らない第三者と話をするように言われた。最初の5分間，彼女は通常のストラテジーを使わなければならず，次の5分間は，彼女の代償ストラテジー（または安全行動）をすべてやめ，ただ何が話されているのかに集中しなければならなかった。この課題はビデオに録画され，第三者はさらに，ジョーンと話し合うことをどのように感じたか感想を求められた。これは社会恐怖をもつ人たちに取り組むための一般的なストラテジーである[28]。彼女が驚いたことに，第三者は，ジョーンが安全行動を行わないほうが会話は気楽に感じられたと指摘し，ビデオテープは彼女が安全行動をやめたときのほうが，彼女がより落ち着いて流暢に見えることをジョーンに示してくれた。

　また，物事を完璧にこなすことの良い点と悪い点が検討され，ある課題をこのようにして達成するために，それだけの時間と労力をかけることに意義があるかどうかが検討された。彼女はさらに，完璧に物事をこなすことと，変であることの間の関係も検討した。そして，常に物事を完璧にすることは，それ自体が物事を完璧にしないことより変だと思われるという結論に達した。彼女は，彼女が変だとはみなしていない人たちのことをじっくり検討してみた。すると，彼らはしばしば間違いをおかすし，物事が彼らにとってうまくいかないことがあることがわかった。しかし，彼女はこのことから彼らが変だとは決して推論しなかった。

変であるという彼女の信念を変更するこのアプローチには，さまざまな介入が含まれていた。それらは互いに補いあい，一体となって作用することで，変であるという彼女の信念に，ゆっくりと取り組むように意図して考えられていた。治療の最後の時点で，彼女は，自分はまだ他人とはどこかわずかに違っているが，それは悪いことではないと考えていた。彼女は，自分の相違点のおかげで，自分は違ったものの見方をするおもしろい人間だと思っていた。しかし，彼女はもはや自分自身を変だとは感じなかった。ジョーンはＡレベル試験に合格し，学位課程に入学した。彼女は広範な社会的接触のネットワークを作り，パートタイムの仕事などさまざまな活動に従事して過ごした。彼女の最初の治療目標が，彼女の身だしなみへの効果であったことを考えれば，これらはかなり大幅な改善であった。

4　その他の中核信念

精神病のリスクがある人たちにおいて確認されてきた多くの中核信念がある。これらには，無価値で愛されないという信念，邪悪だという信念，罪を犯しているという信念，無力だという信念などが含まれる。私たちの研究では，患者は非患者よりも，拒否されたり批判されたりすることへの恐れで有意に高い得点を示した[97,98]。そのような信念は，上述した戦略を用いた取り組みに反応する可能性がある[8,105]。多くの場合，これらの信念を変化させることは治療の重要な側面である。彼らの中核信念に直接取り組むことなく変化の過程が始まった者もいれば，思考の転換と苦痛の軽減を可能にするために，彼らの中核信念に取り組む必要がある者もいた。しかし，治療過程のすべての側面がそうであるように，これらの介入は概念図に基づくべきである。

5　要　約

この章では，中核信念の重要さと，これらの信念が人々の自分自身，世界，他者を見る様式をどのように形成するのかについて検討した。さらに，彼らの幼少期の体験をある程度考慮すると，その人がもつ信念（例えば，変わっ

ている，または，世の中は物騒なところだ）の意味が理解できることを示した。これらの信念を治療中に同定するプロセスは，概念化とそれに引き続く治療にとって極めて重要であるが，これらの信念の修正は必ずしも必要ではない。「私は人と違っている」は，精神病を発展させるリスクの高い人々においては，特によく見られる信念である。BeckとPadeskyとその同僚が行った中核信念の同定と修正に関する研究は，リスク状態の人々の中核信念を評価するために適用できる多くのストラテジーを提示してくれる。

第12章　社会的孤立

　多くの人々において精神病症状の発現は，両義的な出来事に対して代替的説明を考え出し評価する能力が低下するときに起こるようだ。もちろん自分でそのような選択肢を考え出し評価する能力を人はもつことができる。認知療法の目標の一つは，その人がこの過程を容易に行えるように，彼ら自身のストラテジーを発展させる手助けをすることだ。しかし，どんなに私たち自身のストラテジーが効果的であっても，この過程を助けるために他人を頼る機会はやはりある。通常私たちは，物事が普段と少し違っていたり，出来事を不確かに感じたりするときに他人を頼る。このときに私たちは，代替的説明を考え出し評価する手段を，自己の内部から外部へと移行させているのである。精神病に発展するリスクのある人たちに取り組む際に私たちが観察した共通因子は，何らかの理由で彼らは，そのような可能性を考え出し評価するために外部の基盤にアクセスしようとしないということである。さらに私たちが発見したことは，彼らが頼ろうとして選んだ人は，時に文化的に受け入れられない彼らの考えを実際には支持または同意し，それによって彼らの信念を強化することがあるということである。

1　ソーシャルサポートへのアクセス

　人がある出来事を経験するとき，それがその人にとって外的なこと（例えば，誰かが彼らを変な目で見ている）であれ，内的なこと（例えば，とてもおかしい考えの経験や奇妙な知覚体験）であれ，この体験が文化的に受け入れがたい解釈を導くこと（精神病モデルで概略が説明されていたように）が

時々あることは明らかである。これらの体験について代替的説明を考案し評価する能力は，結果を決定づける重要な因子であり，これには外的因子（例えば，物事を確認するために，その人が話しかけることのできる人が誰かいる）と認知的能力（認知的な柔軟性，問題解決と評価のストラテジー）が含まれる。もしこの能力が障害されると，ストレスを受けた脆弱な人は，彼らの信念に一致した助けにならないやり方で体験の意味を理解し始め，最初の引き金に対して精神病的に誤った帰属化をしてしまう可能性がある。これはセルフモニタリング行動（選択的注意）の増加をもたらし，それは再び外的な出来事（例えば，自分に向けられたニュースがないかどうか確認するために，より熱心に新聞を読む）と内的な出来事（例えば，おかしな考えが繰り返されるかどうか確認するために，それを監視することが増える）の両方に向けられる。注意についておよび安全行動の概念についてのさらなる議論は，第9章を参照すること。

セルフモニタリングの増加により脅威となる出来事がさらに同定されると，その人はこれらの体験について代替的説明を考案し評価することに再び失敗し，悪循環を生み出してしまう可能性がある。続いて，代替的説明を考案する能力の障害と，候補となる説明を調べて確認するために利用できる外

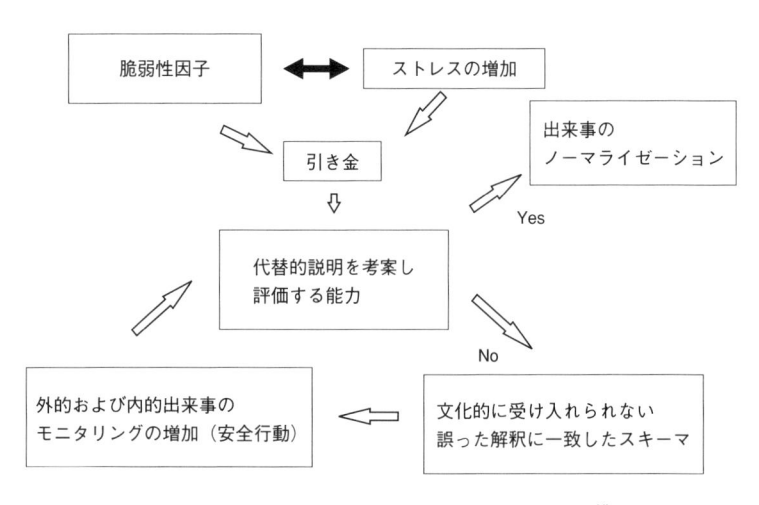

図12.1 Frenchらの早期精神病症状のモデル[44]

部の手段の減少により，文化的に受け入れられない解釈が増加するだろう。なぜなら，それらは社会的な検証や吟味を受けていないからである。この循環から抜け出すには，親友や認知療法の治療者によって，代替的選択肢を考案し，評価する能力を引き出してもらうことが必要になるかもしれない。彼らはその人が別の考え方を検討し，より優れた仮説検証ストラテジーを進んで行い，引き金となる出来事をノーマライゼーションする手助けを行える。この過程を描いた発見的図式[44]を，図12.1に図示する。

代替的説明を調べて確認する能力を症例の概念図に組み込むことは，クライアントに受け入れられやすく，容易に理解され，しかも症状の発展について詳細な認知的探索を可能にするような精神病の説明を提供する上で役に立つ。これはさらに，なぜ味方的介入のような非特異的介入が短期間に症状を減少させることがあるのかを説明してくれるかもしれない[121]。これはまた，初発エピソードを体験したクライアントが最初の精神病体験を打ち明ける「意志の減弱」や「能力の減弱」を報告することを見いだしたMollerとHusby[90]の研究にも一致している。これは確かに私たちの体験でもそのとおりであり，以前に述べたように，多くの人々は奇妙な信念を打ち明けることを恐れるが，これはそうすることで引き起こると彼らが想像する結果のためである。人々は自分に何が起こるのかを恐れる（打ち明けることで，自分の問題が薬の処方や入院などの医療の対象とならないだろうか）。多くの人々は精神病について何らかの体験があるが，残念なことにその体験は通常否定的なものである。彼らには精神障害をもつ友人や親類がいて，その人に服薬や入院が必要だったところを見ていたり（彼らの意に反してかもしれない），メディアで精神病についての否定的な描写を見たかもしれない。これらの要因が重なり合って，人が精神病体験について話し合う可能性が減じるのである。

(1) ソーシャルサポートの喪失の例

以下に，どのようにして患者が，代わりとなる選択肢を外部の視点から考案し評価する能力を失うのか例を示す。

- ある人は，ドラッグの摂取をやめたために彼らの仲間グループとの接触を失った。このために，感情表出（expressed emotion: EE）の高い母親との接触が増えてしまった。
- ある人は，引っ越しのために友だちの大部分との接触を失った。彼は大学の友人の新しいグループに溶け込めない感じがし，とても孤立した気持ちになった。
- ある人は，長年付き合い，強く信頼していたパートナーと別れた。彼は，自分の奇妙な認知について，その考えが苦痛であったために家族に話すことができないと感じた。
- 悲しいことに，ある人は最近死んだペット以外には信頼できる関係がなかったと説明した。
- ある人は，長年付き合ったパートナーと最近別れた。この人はまた，自分の父親を信頼している人だった。父親は薬物の問題を抱えていたがしばらくの間はそれはうまくコントロールされていた。しかし父親はその頃ちょうど薬物摂取を再開し始め，彼は自分の問題で父親に負担をかけることはできないと感じた。
- ある人は，家族と個人的問題を話し合って心休まると感じたことは一度もないと報告した。彼が家を離れ大学に行き始めたとき，クラスの他の人とうまくやれず，ひどく孤立していると感じた。
- ある人はドラッグをやめ，そのために仲間グループとの接触を失った。彼女の生活上，その他に主要な人物は父親だけであり，彼女は父親と物事を話し合うことはできないと感じていた。
- ある人は，仕事でいじめられ非常に傷つきやすくなっていた。彼女にはほとんど友だちがおらず，誰も信頼できなかった。最近引っ越したことで，これが悪化した。
- ある人は旅行期間を終え故郷に戻ったところ，両親が国内の別の地域に引っ越していた。彼のパートナーは別の国におり，彼は犯罪率の高い地域のアパートに一人で住んでいた。これらがすべて重なり合い，この人は非常に寂しさを感じた。

(2) 奇妙な考えを保証する／考え出す他人の例

以下に，患者が，文化的に受け入れられない彼らの解釈を外側から調べ確かめようとする際に，どのようにそれらを確証していったのか，例を示す。

- メラニーは大学でいじめられていたため，少し寂しそうに見える女の子と仲良くなり始めた。その新しい友だちは，自分がスパイ（コードネームはニキータ）であるとメラニーに告げた。これを証明するため，ニキータはメラニーに名前の異なるさまざまな身分証明書を見せた（彼女が非常に多くの身分をもつことを意味する）。明らかにそれはスパイにとってはとても重要そうであった。さらにニキータはメラニーに腕の切り傷を見せ，それらが拷問のせいだと話した。メラニーは，もしこの情報を他の人に洩らしたら，彼女が危険な目にあうと言われ，また話されたことすべてを拾い上げる特別な通信ネットワークがあると言われた。したがって，彼女の会話はその後，追跡されることになるというのだ。このため，メラニーはこの件について他の人の意見を聞くことができなかった。

- ワレンはこの世で一人ぼっちだと強く感じていた。彼は養子として引き取られており，養父母との間に問題を抱えていた。彼は一人の老人に会った。その老人は，体にある特定の印はその人が王室と関係することを示すことがあると説明した。その老人はワレンを調べ，彼が王室の血縁者だと言った。最初彼は懐疑的であったが，そのことについてよく考えてみると，彼は若かった頃に頭を剃ったとき，それが「青い血（すなわち王室とのつながり）」を示しているような青っぽさだったことを思い出した。ワレンはこうした王室とのつながりを信じ始め，続いてシークレットサービスのメンバーが彼から目を離さないように彼をつけていることに気づいた。彼がこれを知ったのは，光沢のある靴を履いた人々をたくさん見つけたからであり，彼はそれがMI5（英国情報局保安部）のメンバーの証だとみなした。彼の友だちの一人はこの信念を支持した。彼はワレンに，彼も光沢のある靴を履いたたくさんの人たちがワレンをつけているのを見たし，（重要なことは）彼も光沢のある靴はMI5であ

ることを示すと思うと話した。
- ララは単身でマンチェスター中心部のアパートに移った。彼女は，自分に説明できないいくつかの出来事が起こったことに気づき，彼女の住居に宇宙人がいると信じ始めた。彼女の両親は宇宙人の存在を強く信じており，彼女と付き合いのある多くの人々も霊，宇宙人，その他の超自然的存在が実在すると信じていた。彼女がこれらの出来事を両親や知人に話すと，彼女にはある種の特別な能力があり，霊と接触できたり，宇宙人と接触できたりするかもしれないと言われた。しかし，これは彼女に大きな苦痛をもたらした。彼女が兄弟やボーイフレンドなど他の人々に助けを求めると（両者とも少し離れたところに住んでおり，彼女の言葉を借りると「現実的な人たち」であった），彼らは宇宙人や幽霊に代わる選択肢を考えるように手助けしようとした。このアプローチは，彼女にとってずっと苦痛が少ないことに彼女が気づいたことは注目すべきである。

2 治療上これにどう取り組むか

　孤立の問題を概念図（formulation）で強調することは重要なステップである。概念図は，孤立の過程が安全行動と同様に，実際にどのように問題を持続させているのか示すことができる（実際，孤立は第9章で述べたように安全行動としてしばしば用いられる）。しかし，以前に述べたように，症状を打ち明けることで起こりうる結果，例えば入院させられることを恐れるために，症状を打ち明けられないことがしばしばある。彼らの体験を打ち明けるように，実験でもするような態度で働きかけることが非常に効果的な介入になることがある。

　信頼できる人がいないことを取り扱うもう一つの方法は，助けを求めることができる人々のリストを彼らに作ってもらい，彼らの考えの一部を確認することである。このリストは，信頼できる人物として行動できる可能性のある人々をすべて網羅すべきである。もし問題が，彼らの普段の支持構造を失ったことであるならば，可能性のある適切な接触を再開するように試みたり，

新しい関係を発展させることのできる場所を考え出せるように，彼らを手助けすることが大切である。そのような課題を活動スケジュールに組み入れたり，彼らが社会的技能を発展させたり，再学習する手助けとなるようにロールプレイやビデオでのフィードバックを用いる必要があるかもしれない。

　もし問題が，彼らの信念を支持している人々を頼っていることであれば，彼らが頼ることのできる代わりの人々を探すことが必要である。もし彼らが他の人々を頼っていたなら，彼らは何を言っただろうか，彼らはこの情報にどう対処しただろうか。もし他の人々が彼らの信念に反する別の選択肢を与え，彼らがこれを無視していたのなら，なぜ彼らはそうしたのだろうか。

3　事　例

　宇宙人や霊を信じていた若い女性の例では，彼女の奇妙な体験について，彼女が話すことのできる可能性のある人たちすべてをあげたリストが作られた。これらの人々は二つのカテゴリーに分類された。「現実的な人たち」と「霊を信じる人たち」である。彼女が一人でいるときにアパートで説明しがたいことが起こると，次に彼女は霊を信じる人たちのリストに載っている人にではなく，現実的な人たちのリストを取り出し，そのうちの一人に電話をするようにした（霊を信じる人たちは，彼女の最初の解釈を正しいと認め，支持し，彼女の苦痛を持続させる可能性が高いからである）。このことで彼女には，彼女がどう感じるかによってどのストラテジーを採用すべきか決定する方法が与えられた。彼女は，自分の社会ネットワークのすべてをさまざまな機会に利用でき，誰が連絡するのに最適なのか優先順位をつけた。これは彼女が依然として多くの体験を宇宙人，幽霊，霊などの枠組みで概念化することも容認した。このことは大切である。なぜなら，たとえこの過程の結果，これらの体験と関連した苦痛が少なくなると彼女が実感したとしても，これは彼女が長年にわたりもっていた信念だからである。もし何の苦痛もなかったのであれば，この介入を行う必要性がなかったことは明らかだろう。

　若い男性アレックスは彼の一般家庭医（GP）のところへ現れ，悪いこと，例えば気味の悪い事件が自分に起こりそうだという考えを説明した。また，

彼は，彼の親友の一人に起こった事故などの不幸な出来事を思考の力によって引き起こすことができると思っていた。アレックスは，もしこれが本当なら自分は悪魔の息子かもしれないと思った。彼はこれらの体験を家族に話すことを恐れた。彼は，人々が彼に危害を加えないかと非常に心配し，あるときから毒を入れられることを恐れて何も食べなくなり，水しか飲まなくなった。彼が最終的にGPに連れてこられたときには，彼は注射で殺されるのではないかと心配していた。これらの考えは長続きせず（だいたい1週間），神経遮断薬を使用することなく自然に消失した。このGPは抗うつ薬を一定期間分処方し，アレックスを診療所カウンセラーと精神科専門上級医に紹介した。

診療所カウンセラーは次にアレックスを地域の臨床心理部門に紹介し，その臨床心理士の一人によって評価されたあと，彼は私たちの研究チームに紹介された。彼は明らかな精神病症状を経験し，それは短期間ののちに自然に消失したので，短期間欠性精神病症状（BLIPS）群の基準で研究に加えられた。

アセスメントの際に，精神病的な観念化（psychotic ideation）の徴候はわずかであったが，アレックスはBLIPSが再発することを非常に心配し，これがそもそもどうして起こったのか理解したがっていた。これらの症状を体験すると，その先これらに対して脆弱になる可能性がある。この可能性は，これが再び起こる危険性を増大させる過覚醒の過程を引き起こすことがある[56]。したがって，BLIPS群の人たちへの介入目的は，この悪循環の可能性から彼らが抜け出せるように促すことでなければならない。

アセスメントの際に，アレックスはわずかな精神病症状しか体験していなかったが，彼は不安，抑うつ，感情的および社会的引きこもりなどを示していた。これらの症状はすべて，再発の前駆徴候と関連する[20]。

最初の治療的アセスメントの大きな目的は，アレックスの主要な関心事を理解することであり，その関心事とは，彼に起こったこと，それがまた起こるという恐怖，社会的場面での不安であった。彼の最近の生活歴を評価したところ，多くの重大な出来事のために彼が非常に強いストレスにさらされていたことがわかった。父親の問題飲酒，無二の親友の父親の死（彼も問題飲酒をしていた），長く続いていた彼女との破局，仕事上のストレスの増加，

地元のクラブで見知らぬ人から受けた暴行などである。

　これらの出来事をさっと眺めてみると，彼がストレスを体験していたことは驚くことではない。この観察は，彼の苦痛をノーマライゼーションする手段として，再び彼に示された。暴行の事件は，彼の妄想的信念の発端についての手がかりを与えるように思われた。セッションの最後に，口頭と書式の両方で介入の理論的根拠がアレックスに与えられた（異なる編入基準ごとの理論的根拠は，p.157〜159 付録5〜7参照）。

　アレックスの体験についての暫定的モデルが共同作業で検討され，これは縦断的な症例の概念図という形で提示された。思考が行動と感情に及ぼす影響を検討するためにも時間は費やされ，その際にはなぜその過程が持続したのかを示すために，概念図の持続的側面を取り上げた。セッションの残りは，問題として述べたことを詳しく検討し，SMARTな目標（p.41）を選ぶために費やされた。このアプローチにより，患者と治療者は比較的短期間のうちに作業の指針となる目標に合意でき，この患者は確実に成功体験をもつことができる。明確に定義された目標により，この患者は彼の問題を抗しがたい困難の大きな塊とみなすのではなく，それらを分析し明確にすることができ，楽観的な見方が強まる。優先された問題と目標リストの結果を**表12.1**に示す。

　続くセッションの間，主要なアジェンダ（検討事項）の項目は，問題リストの最初の問題（社会不安と回避）に取り組むことであった。なぜなら，こ

表12.1　問題リスト

問題1	目標の提示1
アレックスは社会不安を体験しており，そのために外出して楽しむことができなかった。	アレックスが，最低1週間に1回は彼の兄や友人など誰かと外出し，最低2時間は家に戻りたがらずに外で過ごすことができる。
問題2	目標の提示2
アレックスはこれが再び起こるのを避けたかった。	私たちはこの時点でこのことに時間を費やさないことにした。これは達成し評価することが難しい目標であるが，彼が取り組みたいと思っている理解可能な問題であることを理解した。

れがアレックスにとって最大の関心事であったからだ。前回の作業について振り返るいつもの作業が事前に行われたが、これによりこの問題を例示する最近の出来事が明らかになった。

　アレックスは買い物に行くところであり、地元のショッピングセンターに向かう電車に乗ろうとしていた。しかし、電車へ向かう途中知人に会い、「調子はどう？」と尋ねられた。彼は自意識過剰になり、人が自分を観察していると感じ始めた。このため彼は、人々が彼を見ているという他の徴候を探して周囲を細かく調べた。彼は内気になり、彼らと何も話すことができなくなり、恐れと不安を感じたために、そのあと家に帰ってしまった。

　この出来事はモデルに置きかえて話し合われた。そこで示唆されたのは、もしアレックスが思いやりのある人物に彼の体験をすべて話す機会があれば、彼は状況を再検討し、起こっていることについて代替的説明を検討することができていたであろうということであった。アレックスは、もし人に調子はどうかと尋ねられた場合に、彼らにどのような返事をすることができるのか、とても自信がなかった。そこで治療者は、適切な形の言葉を見つけるために彼と共同作業を行った。その際には、彼が自分の体験を述べるために選んだやり方について、納得いくまでロールプレイが用いられ、彼はリラックスした落ち着いた態度でそれを用いることができた。この話し合いによっ

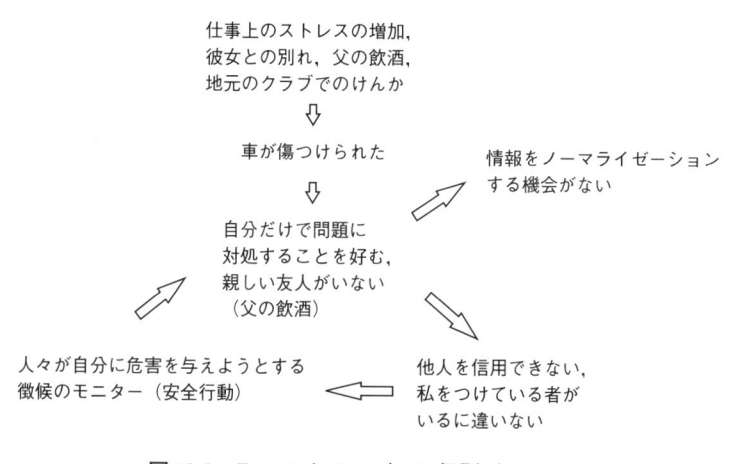

図12.2　Frenchらのモデルの個別バージョン

て，アレックスに起こった早期精神病の個別モデルが，つなぎ合わせるようにして新たに作り出された。これは彼独自の生活史や経験を考慮したものであった。この改訂モデルを図12.2に示す。

　このセッションで合意したホームワークは，外出することと，もし似たような状況が起こった場合に，彼の体験に関するアレックスの発言を適切な友人に試してみることであった。さらに，もしアレックスが自分の不調について安心して話ができると感じる人が近寄ってきたら，彼はそれを実行し，その人が何を言うか観察することになった。アレックスはこれまで，彼の社交範囲の誰とも心配事について話し合わなかったので，ノーマライゼーションするためのデータへアクセスすることができなかった。彼の友人の何人かは，似たような体験をしたことがあったかもしれないし，もしそうでなかったとしても，その人たちは彼に対し支持的であろうという仮説が立てられた。したがって私たちが検証していた仮説は，「もし私が人々とそれについて話し合えば，彼らは私が狂っていると思うだろう」であった。

　次のセッションでホームワークを検討した際にアレックスが気づいたのは，自分は以前のセッションで確認した言い方を数回しか用いなかったけれども，それは必要時にはセーフティネットとして役立っていたことである。一方，彼は身近な友だち二人と出会い，彼が体験したことの一部を打ち明けたところ，これがとても有益であった。興味深いことに，二人の友だちは何らかの形で精神病症状を体験していた。一人は，彼がその地域から出て行きたいと思うほど被害妄想的となり，これは明らかに彼の違法な薬物使用の結果であった。また親しい親戚は，ある朝起きるときに幻覚を見たと言い，それは驚くほどリアルで恐ろしかったという。これらの二つの体験はアレックスの体験のノーマライゼーションに役立ち，その結果，彼は明らかに以前よりリラックスできるようになった。ホームワークを検討してみると，アレックスが問題1（表12.1）に関する目標へ向けて著しく進歩しており，今ではずっと社交的であり，思っていたよりも苦痛や不安は小さいことが明らかになった。家に帰りたくなるような恐怖を伴わずに，彼は望むだけ外で過ごすことができた。

　この計画に合意したところで介入は終了した。5回のセッションで，彼は

休日旅行に出る予定を立て，転職を考え，将来について前向きに感じられるほどに著しく進歩した。アレックスは，彼の問題が治療的介入の結果として，大部分は解決したように感じていたので，さらなるセッションは予定されなかった。アレックスは，研究助手によって2カ月ごとに経過観察を受けることに同意した。2カ月目のフォローアップ時点で，アレックスは精神病的な観念化は全く体験しておらず，感情的・社会的な引きこもりもなく，不安症状もないと報告した。アレックスは非常に落ち着いて評価者と話しているようすであり，友人と外出していることを報告した。彼は退屈で少しうんざりする感じだと報告したが，すぐに元気になると付け加えた。4カ月目のフォローアップ時点で，アレックスは仕事を変え，活動的な社会生活を報告した。8カ月目では，すべての改善点が維持されていた。

4 要　約

　多くの人々にとって，精神病症状の発現は，代替的説明を考え出し評価する能力が乏しくなったときに起こるように思われる。そのような代替的選択肢を考案し評価する過程は，二つの方法で行われる。第一は，私たち自身の認知スキルを通してこの過程を内的に行うことで，そして第二は，物事に対する他者の視点を確かめるために他の人にアドバイスを求めることである。私たちは普通の体験をしているときには，自分自身の心理学的ストラテジーを用いて選択肢を考え出し，評価することができるように思われる。しかし，もし普通と異なることが私たちに起こった場合は，混乱する情報を処理するために自分自身の能力のみを頼るのではなく，物事について自分に近い信頼できる人たちの見方を確かめるために彼らを頼ることになる。ハイリスクの人々の場合には，混乱する情報を確認するために，彼らが通常頼る人たちを利用できないか，その人たちがより奇妙な選択肢のいくつかを何らかの形で保証しているように思われる。この章で私たちは，通常の社会的接触を失っていたか，より奇妙な信念と思われることを正しいと認める人たちに話をもちかけた事例をいくつか確認した。こうした困難のいくつかを克服するためには，治療で用いられるさまざまなストラテジーがある。

第13章 再発予防

1 なぜ私たちは再発予防を実施すべきなのか

再発予防はいかなる認知－行動的介入にも組み入れられるべきである。通常これには，青写真を作成すること，治療の進展をまとめること，将来いつどのようにサービスの利用を検討するか話し合うことが含まれる。これら各々についてより詳しく検討する。再発予防を実施することは非常に重要であり，不安や抑うつに取り組む場合は認知療法パッケージのルーチンの一部である[39]。一方で，精神病の人たちにおいて行われた研究では，再発予防そのものが慎重な介入になることがある[14,57]。例えば，Gumleyとその同僚たちの無作為対照試験[57]では，12カ月間で認知行動療法群の15.3％が入院したのに対して対照群では26.4％であり，また認知行動療法群の18.1％が再発したのに対して対照群では34.7％が再発した。私たちが採用した再発介入は，これら両方の戦略を組み込んでいる。この取り組みは，特に短期間欠性精神病症状（BLIPS）を体験した患者に適切である。なぜなら，介入の焦点はしばしばそのような問題の再発を予防することにあるからだ。

再発前の期間は再発の前駆期として概念化されており，通常再発の2～6週前に現れる患者の気分，行動，思考の変化によって特徴づけられる。多くの病気では，完全な症状が出現する前にその病気の始まりの徴候が存在する。これには，その病気の始まりの前触れとなる臨床閾値下の症状やさまざまな他の指標が含まれる。

精神病の前駆期は，緊張感の増加，摂食の問題，集中力の問題，睡眠障害，

抑うつ，社会的ひきこもり，不安，不快気分やいらいら感などの変化によって特徴づけられるようだ[20]。それらにはさらに，猜疑心や軽い被害妄想的な感情が含まれるかもしれない[16]。精神病前駆期に共通な徴候を同定しようと試みた初期の研究は後方視的なデザインを用いており，患者や彼らの世話をする人たちの大多数がエピソード前の思考，感情，行動の独特な変化を報告することを見いだした[20,61,78]。患者は自分たちの病気や再発の早期の警告徴候について学ぶことに非常に強い興味を示し，40以上にわたるテーマの一覧の中で，それを2番目に重要だと評価した[101]。患者は自分自身の症状をモニターし，症状の変化に反応を起こす傾向があることも見いだされた[78]。例えば，気をそらすための活動に従事したり，専門的な援助を探したり，服薬を再開あるいは増量するなどである（これはサービスからの指導がないにもかかわらず，しばしば行われる）。

　もしこれらの早期徴候や症状が同定されれば，それらは症状を最小限にすることを目的とした治療や引き続く再発を予防する可能性をもたらすために迅速に行動する機会を提供するかもしれない。再発予防における介入は，一般的に薬物療法とサポートを目的としてきた。しかし，再発に向けられた認知療法の最近の治験では，心理学的介入が再発を最小限にするために役立つことが示されている[55]。この研究において患者から最も多く報告された考えが，入院とそれに伴う結果への恐怖であったことは注目すべきである。これらの考えが強い感情を引き起こし，今度はこれが認知を刺激し，そしてすべての過程が手に負えない状況に陥るという仮説が立てられる。私たちの研究でも，これと同様の体験が見いだされた。初期症状が差し迫った狂気の指標として概念化されると，これは恐れているまさにその症状を促進させるのである[56]。

2　実践的な適用

　再発予防への取り組みを実施することは認知療法の重要な一部だが，それをうまくやりとげることは時に難しい。症例の中には2，3回のセッションのあとに症状の苦痛から解放される体験をし，それ以上の治療はもう要らな

いと感じる人たちがいる。彼らは自分たちの体験を忘れ去り，くじけず前向きに生きていこうと懸命であるかもしれず，これはよく理解できる。しかし，これはどちらかというと封印型回復スタイル（sealing-over recovery style）を特徴づけるもので，再発の危険の増大と関連している[79]。統合型回復スタイル（integrating recovery style）へ向けて進むことは，再発率の減少に関連しており有益である。クライアントが説明を受けた上でどうしたいのか決定できるように，この情報について彼らと話し合うべきである。「再発予防」ではなく，「いい調子を維持する」ことについて話し合うことも有益かもしれない。なぜならこれはクライアントに異なるメッセージを与え，エピソードが繰り返される過程ではなく回復の概念を強調するからである。以下はこれに対する理論的根拠になるだろう。

　　問題を抱えそこから回復した場合，その問題を忘れようとすることがよくあるでしょう。これは非常によく理解できます。しかし，もしある種の困難な問題を経験した場合，これはその人がそれらに対してどこか脆弱なことを示しています。将来この問題が再び起こる可能性を最小限にしようと試みる最適な方法の一つは，それが起こらなかったかのように振る舞うのではなく，起こったこととそれを克服したあなたのやり方から学ぶことです。あなたの場合，何があなたの問題を発生させる原因になるのか理解するために，1，2回さらにセッションに費やすことになるでしょう。その価値があるとあなたは思いますか。

もし再発予防の取り組みをしたくない人がいたら，これは明らかに尊重されるべきである。しかし，彼らがこの先ブースター・セッションを申し込む意志があるのか確認することは有用である。これらは，もし困難なことが起こった場合にセーフティネットとして機能するはずだと説明できる。この期間は，その人が治療に直接アクセスせずに，自身で物事を検証し始める機会を与えうる。治療上の再発に関する部分を完全に終えていないクライアントは，この期間中に症状の増加を経験し始めるかもしれない。これは，再発に関する取り組みを行うための明快な理論的根拠を与え，「これはすべて解決

したし，もう二度と起こらない」という信念を問題にすることができる。しかし，再発予防を実施したか否かにかかわらず，多くの人は再発を体験しないということを頭に入れておくことは大切で，彼らが再発予防に取り組みたがらないことを病的と考えるべきではない。

　もし今後困難に陥りやすいという明らかな危険因子をもつなら，「これは二度と起こらない」という信念はより詳しく検討する価値があるはずだ。もし症状の再出現を体験する場合，すでに述べたとおり，これは悪循環を引き起こす苦痛の引き金になりうる。精神病と関連する症状の多くは正常な体験の一部であり，それらが完全に改善することは保証できない（これは望ましくもないだろう）。事実，RommeとEscher[115]は，治療の目標は症状に対するスティグマからの解放と考えている。したがって，精神病的な体験が精神的破綻の始まりの前触れになるとは限らないことをクライアントが理解することが重要である。むしろ，彼らの解釈が，彼らを手に負えない状況に追い込む可能性をもっているのだ。もしその人が，「これは再び起こるかもしれない。でもそれに対処するためのいくつかのストラテジーを自分はもっており，それはすでに試してあるし，検証してある」というような信念をもっていれば，それに対する破局的な感覚は小さくなる。したがって，再発予防には，症状が将来出現することについての破局的な解釈ではなく，バランスのとれた評価を促進する要素を組み込むべきである。

3 治療の青写真

　治療の青写真は，患者が治療で何を学んだか詳しく書かれたまとめからなる。これには，彼らの問題の発展と持続に関する情報が含まれるべきであり，概念図のコピー，信念を評価し，代替的説明を考案し，それらを検証するためのストラテジー，反証についての詳細なまとめと行動実験の結果などが含まれる。患者はこれをできる限りホームワークとして行うように促されるべきであり，できれば治療者の手助けによって補われた不足部分も患者によって記されるべきである。これにより自分が青写真を所有しているという意識が高まり，青写真を治療者が考えたものとみなさずにすむ。私たちは，これ

はクライアントに受け入れやすい形（例えば，書面や録音テープ）で提供されるべきだと考える。しかし，これに対する障壁の一つは，多くの人々は他の人が資料を見つけることを心配して，それを家に持ち帰ることをとてもいやがるということだ。彼らは，治療で行われるやりとりのデリケートな性質は秘密のままであるべきだと考えており，話し合われたことを他人が見る危険を冒したがらない。これを回避する方法で私たちが開発したいと願っているのは，クライアントがパスワードで入ることのできるウェブサイトで，彼らの個別的な治療の青写真にアクセスするものだ。つまり，クライアントがデリケートな資料を家で保管する必要はなくなり，他人がそれを見ることを防ぐことができる。残念ながら，今のところ私たちはこれを実際の選択肢にすることはできていない。一方，物事を検証する機会を与えられると，多くの人々が症状の軽い再出現を経験することを私たちは知っている。これは，その人が再発予防を実施するきっかけとなるだけでなく，治療過程に関わる情報を家で利用できることの良い点と悪い点を検討する機会になる。隠し場所の可能性やそれらの相対的な安全性について話し合うことも有効なことがある。

　青写真には，（もし彼らの症状が手に負えなくなる場合に）連絡すべき人たちのリストと，どの時点で彼らが助けを再び求めるのかについてのいくつかのポイントが含められるだろう。これには，初期段階での友人や家族，治療者，電話相談サービスの電話番号，一般家庭医（GP）の詳しい連絡先，クライアントが助けになると思う他のあらゆる人たちが含められる。いつこれらの人たちに連絡すべきかは，症状の頻度や重症度の点で操作的に扱われるべきであり，彼らが緊急の援助を必要とするほど苦痛な状況になる場合，最終的な段階は地域の救急外来や危機管理チームを訪れることになるかもしれない。

4　要　　約

　再発予防の実施は治療の重要な側面とみなされるべきであり，認知療法においては，行われた作業をまとめた青写真を用いることが一般的に実践され

ている。精神病の患者に取り組む際には，もしクライアントがそれにだけ取り組みたいと希望するのなら，再発予防そのものが慎重な介入としても実施されることがある。再発予防の手始めは，警告徴候を同定することを目的とする。警告徴候は症状の再出現の前兆となる可能性があり，これによりこうした臨床閾値下の症状が完全なエピソードにまで悪化しないように，早期段階で介入を行うことが可能になる。この介入に関する問題の一つは，これが後方視的な概念である前駆期の概念に基づいていることである。したがって，精神病エピソードに至らない警告徴候が現れる場合があるかもしれない（つまり，それらは偽陽性である）。しかし，症状発展の最初期に介入することができれば，それらが進展するか否かにかかわらず，これは多くの人たちの関心をひくものとなる（もし最初はそうでなくても，万が一引き続くエピソードが起こった場合には，そのあとに）。

　症状の再出現に関する評価を標的にすることは重要である。多くの人たちは，事態が自分たちに二度と起こらないと信じ，彼らの症状を二度と繰り返されることのない複雑に続いた出来事に関連づけるであろう。しかしこの本を通して述べたように，体験された症状の多くは正常な体験としてとらえることができ，苦痛を引き起こすのは，異常であるという彼らの評価（appraisal）である。もしその人がこれらの体験は決して再び起こらないと信じていてそれが実際に起こると，これが苦痛を引き起こすことがある。したがって，そのような体験の出現を破局的に解釈しないことが重要である。再発予防の過程はこれらの信念を標的にすべきで，治療を通して行われた戦略のまとめを書面で提供すべきである。

第14章 結　語

　精神病の発症は，世界中の多くの人々に計り知れない衝撃を与える結果をもたらしている。精神保健関連の予算の多くは精神病性障害をもつ人たちの治療に使われており，その大きな理由は，入院ベッドがたいていは精神病を体験している人々で占められているからだ。こうしたベッドに滞まる期間はかなり長くなることがある。すぐにでも退院できるとみなされても，地域での支援を提供するための治療計画を立てることが困難なために退院が遅れることがある。精神病に関してはかなりのスティグマがあり，多くの人々は自分の体験について他人がどのように受け取るかを恐れているために，それらを話すことを避けたがっている。

　新しい抗精神病薬でさえもさまざまな不快な副作用があり，なかには日常生活に支障を来すほどのものもある。伝統的に支配的であったクレペリン的モデルが不可避的な衰退（decline）と関連した進行性の脳疾患を強調したために，どのように症状を抑えることができるかが長い間精神病治療の焦点であった。早期介入戦略への動きはこの考え方に挑戦し，一次予防の概念を導いている。

　精神病の予防はますます強い関心を集めている。しかし，このアプローチには懸念すべき多くの事柄がある。この介入の中心的な構成要素は，ハイリスク群を正確に同定する能力に依拠している。精神病に対する予防的アプローチを批判する人たちは，精神病性障害に決して発展しない人たち（偽陽性）がなかにはいるにもかかわらず人々をリスクがあると認定することは大きな問題だと主張する。しかし，リスクを正確に予測する能力が向上していることを示す研究の数はかなり増えている。世界中で多数の研究が着手されてお

り，近い将来に精神病を発展させる人たちがかなり含まれるハイリスク集団を同定することが可能であることを示している。しかし，倫理的に考慮すべき事柄は明らかに存在し，これには取り組む必要がある。これらには，用いられる介入の種類，介入すべきか否か，ハイリスク集団を記述するために用いられる言葉や専門用語，リスク状態の人たちの知らない権利が含まれる。どのような介入がハイリスクの人たちに受け入れられやすいのかについての倫理的論争と適切な専門用語についての倫理的論争は，しばらく続きそうである。

精神病の一次予防に用いられる認知的介入は刺激的なほどの発展をしている。そのような介入は，有害な副作用のリスクを最小限にし，リスク状態として同定されながら精神病を発展させない人たちにも役立つであろうし，そうあってほしい。このアプローチは，精神病（より具体的には統合失調症）を脳疾患や先天的な遺伝的脆弱性の結果と仮定する精神病の医学モデルにも挑戦する。精神病の発展と関連する何らかの生物学的変化は明らかに存在する。実際に，精神病のリスクが高い人たちの神経解剖学的構造にある種の変化が観察されている[106]。しかし，生物学的変化が見つかっているうつ病やパニック障害と同様に，それらの存在は必ずしも因果関係を意味しない。むしろそれは障害や他の過程の結果かもしれない。例えば，Readら[113]は，幼年期のトラウマは神経学的変化と異常体験の両方の原因になるかもしれないと示唆している。ハイリスクの人たちに取り組む場合には，精神病の原因については先入観をもたず，楽観的で，回復に焦点を当てることが特に重要である。

1 さらなるトレーニングとスキルの発展

認知療法を実践するためには，治療者が経験豊かで資格をもったスーパーバイザーからの定期的な臨床的スーパーヴィジョンを受けられることが不可欠である。精神病を発展させるリスクの高い人たちへの認知療法の提供に着手するすべての人は，精神病をもった人たちへの認知療法の経験と，不安障害，うつ病，他の一般的な情緒的障害への認知療法の経験をもつべきである。精神病を発展させるリスクのある人たちによって経験される困

難と情緒的障害をもつ患者が直面する困難との間には，明らかにかなりの共通点がある。実際，私たちのクライアントの問題リストには通常，パニック発作，外傷後ストレス障害（PTSD），社会恐怖，抑うつ，不安，低い自尊心，侵入的思考のような問題が含まれている。したがって，精神病のリスクのある人たちに認知療法を実施する人たちが，これらの障害に適切なモデル[5,26,29,35,40,116,136]と，それらから派生する治療ストラテジーに慣れ親しんでいることが重要である。治療者が，中核信念を変更するためのストラテジー（例えば，文献8, 105で記述されているような）に慣れ親しんでいることも重要である。これらのスキルを維持することも大切であり，継続的なトレーニングと，精神病と情緒的障害の分野の新たな進展について最新の情報を継続的に得ることも強く推奨される。支持的で非特異的なスタンスを採用するのではなく，治療契約を進展させるために認知療法の構造と過程（例えば，アジェンダ（検討項目）を設定する，共有化された問題リストと目標および概念図（formulation）を最初の数回のセッションで作成する，ホームワークの設定，クライアントにセッションで録音したテープを聞くように勧める）を用いることが重要である。

2 将来の方向性

いくつかの進展がこの数年の間に起こるかもしれない。早期発見と予防的治療を含む早期介入が，保健省の精神保健ケアを提供するためのストラテジーの中で最優先事項であることを考えると，そのようなテーマと関連したたくさんの研究や臨床的発展があるだろうと思われる。将来の研究と発展において重要な側面は，ハイリスクの人たちの代表性（representativeness）（つまり，初回エピソード精神病の中のどのくらいの割合が個人アセスメントと危機評価（Personal Assessment and Crisis Evaluation: PACE）の基準を彼らのエピソード前に満たしたか）と一般人口の中でハイリスクの基準を満たす人たちの割合を調べる疫学的研究であろう。

ハイリスクの人たちのための認知療法は徐々に発展し，より効果的になるように思われる。認知療法を提供するためにグループでの形式を発展させる

ことは，個人認知療法の補強に役立つか，あるいはその代わりとなるかもしれない。このような患者で同定される問題と目標の多様性は，こうしたアプローチでは問題をはらむかもしれない。しかし，繰り返し起こるような共通のテーマがいくつかあり，グループ形式は人々の体験や苦痛をノーマライゼーションする目的や年相応の社会的接触を発展させるために有利であろう。そのようなグループを提供する際に，サービス利用者や以前のサービス利用者を関与させることも可能かもしれない。精神保健サービスを信用したがらない患者がいるのは無理からぬことだが，これはこうした患者との治療契約に役立つかもしれない。専門用語や早期発見の倫理に関する決定にサービス利用者を関与させることも歓迎すべきステップであり，うまくいけば生産的なものとなろう。

精神病を発展させるリスクの高い人たちを同定するための基準をさらに改良することも可能かもしれない。その際には，この本で論じられた心理学的因子と社会的因子を利用することになるかもしれない。例えば，統合失調型の体験，メタ認知的信念，安全行動の使用を測定し，そのカットオフ得点とアットリスク精神状態のPACE基準を組み合わせることで特異性が増すかもしれない。同様に，過去や現在の社会的環境，例えば幼年期の身体的・性的虐待の既往や現在の社会的孤立などをPACE基準と組み合わせて用いることがさらに役立つかもしれない。

同様に，この群の人たちを研究することで精神病性障害の早期経過についてさらに多くのことを知ることができるかもしれない。これは病相期に特異的な治療戦略を開発するために役立つかもしれず，精神病への移行を防ぐかもしれない回復因子（resilience factors）を同定するのに役立つかもしれない。そのうち私たちは，下位群（例えば，閾値下の症状をもつ人たち，第一親等に精神病をもつ人たち，短期間欠性精神病症状（BLIPS）を経験した人たち）のそれぞれに対する認知療法の特異的なプロトコールを開発できるかもしれない。

心理学的アプローチを用いて精神病を予防する可能性は明らかに刺激的である。この本が，みなさま方がそれぞれの地域の人々のためにこのようなストラテジーを実施し，発展させる励みになれば幸いである。

付　録

付録1　クライアント用概念図

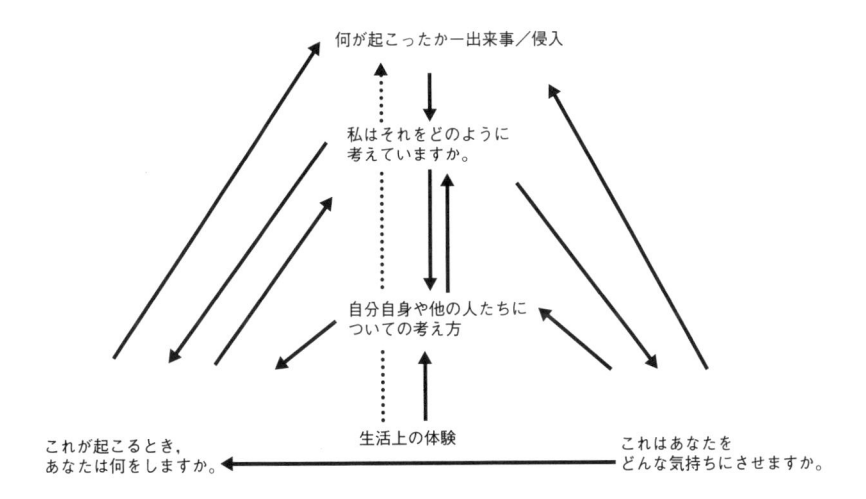

何が起こったか－出来事／侵入

私はそれをどのように
考えていますか。

自分自身や他の人たちに
ついての考え方

生活上の体験

これが起こるとき，
あなたは何をしますか。

これはあなたを
どんな気持ちにさせますか。

付録2　代替的選択肢考案表

代替的選択肢の考案

名前:　　　　　　　　　　　　　　　　　　日付：

確認された侵入的思考	
思考についての現在の説明と確信の強さ	
この信念に関連する現在の気分	

この考えに対して可能な説明のすべてに私たちが目を通すことができれば，それはとても役立ちます。先にあなたが示してくれた考え方が，その主な理由であることを私は理解しています。しかし，もしそれについて別の選択肢があるのであれば，それらをぜひ知りたいと思います。

侵入についての説明	確信の強さ（0～100） 0＝これは私がこの考えをもつ理由ではない。 100＝これは私がこの考えをもつ理由に間違いない。	関連する気分

付録3　実験シート

検証される考え：				実験後：	
考えの確信の強さ：(0〜100％)		実験前：			
考えを検証するための実験	起こりうる問題	問題に対処するための方法	予想される結果	実際の結果	代わりの考え

付録4　週間活動シート

	月曜日	火曜日	水曜日	木曜日	金曜日	土曜日	日曜日
9～10							
10～11							
11～12							
12～1							
1～2							
2～3							
3～4							
4～5							
5～6							
6～7							
7～8							
8～12							

Mは達成感，1＝非常に悪い，10＝非常によい
Pは満足感，1＝非常に悪い，10＝非常によい

付録5　クライアント治療の理論的根拠

BLIPS（短期間欠性精神病症状）群の理論的根拠

　ここ最近のある時期，あなたはいくつかの奇妙な考えを体験したり，物事を少し違って捉えたり，周りに誰もいないときにも物音や声のようなものを聞いたでしょう。これらの出来事のために，あなたは苦痛を感じ，あなたの周りの人たちはあなたを心配するようになっていたかもしれません。

　その頃，あなたはさまざまな理由からいつもより多くのストレスを抱えていたかもしれませんが，これは睡眠などに影響を与えることがあります。あなたはいつもより多くお酒を飲んだり，さらには薬を飲むようになったかもしれません。

　睡眠不足やストレスの増加が重なると，普段の考え方とは調和しない「奇妙な考え」をもつようになることがあります。

　これらの奇妙な体験はすでに過ぎ去ってしまい，あなたはそれらについてあまり話したくないかもしれません。おそらくは，それらが再び起こることへの恐れからかもしれませんし，あるいはそれらがあなたをひどく狼狽させたために，ただそれらのことを忘れたいからかもしれません。「これらのことは二度と起こらず，あなたは元気でいる」というのはそのとおりかもしれません。しかし，今後ストレスが増加する同様の状況に陥った場合に，あなたが今回と同じような反応をする可能性も同時にあるのです。

　私たちは，それらをそのまま放置しておくのではなく，それらの問題に対処することで，今後さらに問題が起こることを防いだり，それらが将来起こる可能性を確実に小さくするように取り組むことができると考えています。これを実施するために私たちが提案する方法は，話し合う形式の治療です。これはあなたの考え方に注目し，こうした考えがいかにあなたの行うことや感じ方に影響を与えるのかに目を向けます。

付録6　クライアント治療の理論的根拠

閾値下症状群の理論的根拠

　あなたは，あなたの体験しているいくつかの問題，例えばあなたの考え方や物事の捉え方，あるいは物音や声のような何か変なものが聞こえるなどの問題のために，私たちのチームに紹介されてきました。これらのことはそれほど多くは起こらず，実際，時にはあなたはそれらを無視したり，それらの体験を止める，または少なくするために何かを行うことができるのかもしれません。しかしながら，あなた自身，あるいはあなたの身近な方から，私たちのチームからの手助けが役立つかもしれないという関心が十分にもたれています。

　その頃，あなたはさまざまな理由からいつもより多くのストレスを抱えていたかもしれませんが，これは睡眠などに影響を与えることがあります。あなたはいつもより多くお酒を飲んだり，さらには薬を飲むようになったかもしれません。

　睡眠不足やストレスの増加が重なると，普段の考え方とは調和しない「奇妙な考え」をもつようになることがあります。

　あなたは，これらの体験はそんなにひどいものではないし，わざわざ話すほどのものではないと思うかもしれません。あなたは，それらが何なのかよくわからないと思いながらも，特に苦痛だとは感じていないのかもしれません。一方で，それらはあなたの日常生活のどこかに影響を及ぼしている可能性があります。

　一定の期間を経てこの状態が自然に消失し，物事は普段の状態に戻り，今後このようなことは二度と起こらないという可能性は十分あるでしょう。しかし，この状態がもし持続した場合，これらはさらに悪化するという別の可能性もあるのです。今の時点では，あなたがどちらのグループに当てはまるかはわからないのです。

　私たちは，それらをそのまま放置しておくのではなく，それらの問題に今対処することで，それらを早くに解決する手助けができ，それらが再び起こることを防いだり，再び起こる可能性を最小限にするために取り組むことができると考えています。これを実施するために私たちが提案する方法は，話し合う形式の治療です。これはあなたの考え方に注目し，こうした考えがいかにあなたの行うことや感じ方に影響を与えるのかに目を向けます。

付録7　クライアント治療の理論的根拠

家族群の理論的根拠

　あなたは最近何か問題を抱えていて，おそらくはいつもより多くのストレスを体験しているために私たちのチームに紹介されてきました。これがあなたの一般的健康や精神的健康に影響を与えてしまい，何が起こっているのかどうか定かではないものの，あなたが何か問題を抱えるほどまでに至っている可能性が十分にあります。あなたの近親者には，過去に精神的健康について何らかの問題を抱えていた方がいますが，そのために自分に何が起こっているのだろうという恐怖感があなたの中で大きくなるのはもっともだと思います。

　あなたは多くの理由からこれらの恐怖を人に話すことを心配しているかもしれません。その理由は，あなたの家族の中のその方が，とても惨めに長い間病院で過ごしていたからかもしれません。あるいは，精神的健康面での問題を抱えた家族が二人以上おられるからかもしれませんし，同じことがあなたに起こるのではという恐怖心のためかもしれません。

　人は心配事があると，睡眠や食事のパターンなどに影響が出ることがよくあります。睡眠不足やストレスの増加が重なると，普段の考え方とは調和しない「奇妙な考え」をもつようになることがあります。

　あなたは，サービスとは何ら関わりをもちたくないのかもしれません。これはあなたの親戚の方の体験を踏まえてのことかもしれません。あなたは，あなたの問題は自然に解決し消え去ってしまうと願うかもしれません。確かにそのようなことはあるでしょう。しかし一定の期間を経て事態がいっそう悪くなるという別の可能性もあります。

　私たちは，それらをそのまま放置しておくのではなく，それらの問題に今対処することで，それらを早くに解決する手助けができ，それらが再び起こることを防いだり，再び起こる可能性を最小限にするために取り組むことができると考えています。これを実施するために私たちが提案する方法は，話し合う形式の治療です。これはあなたの考え方に注目し，こうした考えがいかにあなたの行うことや感じ方に影響を与えるのかに目を向けます。

文　献

1) American Psychiatric Association (1994). *Diagnostic and Statistical Manual of Mental Disorders (DSM) Fourth Edition*. APA: Washington DC.
2) Baker, C. & Morrison, A. P. (1998). Metacognition, intrusive thoughts and auditory hallucinations. *Psychological Medicine, 28*, 1199–1208.
3) Barnes, T. R. E., Hutton, S. B., Chapman, M. J. et al. (2000). West London first episode study of schizophrenia: clinical correlates of duration of untreated psychosis. *British Journal of Psychiatry, 177*, 207–211.
4) Beck, A. T. (1952). Successful outpatient psychotherapy of a chronic schizophrenic with a delusion based on borrowed guilt. *Psychiatry, 15*, 305–312.
5) Beck, A. T. (1976). *Cognitive Therapy and the Emotional Disorders*. New York: International Universities Press.
6) Beck, A. T., Rush, A. J., Shaw, B. F. & Emery, G. (1979). *Cognitive Therapy of Depression*. New York: Guilford Press.
7) Beck, A. T., Epstein, N., Harrison, R. P. & Emery, G. (1983). *Development of the Sociotropy-autonomy Scale: A measure of personality factors in psychopathology*. Unpublished manuscript, Centre for Cognitive Therapy, University of Pennsylvania Medical School, Philadelphia.
8) Beck, J. S. (1995). *Cognitive Therapy: Basics and Beyond*. New York: Guilford Press.
9) Beiser, M., Erikson, D., Fleming, J. A. & Iacono, W. G. (1993). Establishing the onset of psychotic illness. *American Journal of Psychiatry, 150*, 1349–1354.
10) Bell, M., Milstein, R., Beam-Goulet, J., Lysaker, P. & Cicchetti, D. (1992). The positive and negative syndrome scale and the Brief Psychiatric Rating Scale: reliability, comparability and predictive validity. *Journal of Nervous and Mental Disease, 180*, 723–728.
11) Bentall, R. P. (1990). *Reconstructing Schizophrenia*. London: Routledge.
12) Bentall, R. P. & Kaney, S. (1996). Abnormalities of self representation and persecutory delusions. *Psychological Medicine, 26*, 1231–1237.
13) Bentall, R. P. & Morrison, A. P. (2002). More harm than good: the case against using antipsychotic drugs to prevent severe mental illness. *Journal of Mental Health, 11*, 351–365.
14) Bentall, R. P., Claridge, G. S. & Slade, P. D. (1989). The multidimensional nature of schizotypal traits: a factor analytic study with normal subjects. *British Journal of Clinical Psychology, 28*, 363–375.
15) Bentall, R. P., Kinderman, P. & Kaney, S. (1994). The self, attributional processes and abnormal beliefs: towards a model of persecutory delusions. *Behaviour Research and Therapy, 32*, 331–341.

16) Birchwood, M. J. (1996). Early intervention in psychotic relapse: cognitive approaches to detection and management. In G. Haddock & P. D. Slade (eds), *Cognitive Behavioural Interventions with Psychotic Disorders*. London: Routledge.
17) Birchwood, M. & Chadwick, P. (1997). The omnipotence of voices: testing the validity of a cognitive model. *Psychological Medicine, 27*, 1345–1353.
18) Birchwood, M. J. & MacMillan, F. (1993). Early intervention in schizophrenia. *Australian and New Zealand Journal of Psychiatry, 27*, 374–378.
19) Birchwood, M., Todd, P. & Jackson, C. (1998). Early intervention in psychosis: the critical period hypothesis. *British Journal of Psychiatry (supplement), 172*(33), 53–59.
20) Birchwood, M. J., Smith, J., MacMillan, F. et al. (1989). Predicting relapse in schizophrenia: the development and implementation of an early signs monitoring system using patients and families as observers. *Psychological Medicine, 19*, 649–656.
21) Cartwright-Hatton, S. & Wells, A. (1997). Beliefs about worry and intrusions: the metacognitions questionnaire and its correlates. *Journal of Anxiety Disorders, 11*, 279–296.
22) Chadwick, P. & Birchwood, M. (1994). The omnipotence of voices: a cognitive approach to auditory hallucinations. *British Journal of Psychiatry, 164*, 190–201.
23) Chadwick, P. D. & Lowe, C. F. (1990). Measurement and modification of delusional beliefs. *Journal of Consulting and Clinical Psychology, 58*, 225–232.
24) Chadwick, P., Birchwood, M. & Trower, P. (1996). *Cognitive Therapy for Voices, Delusions and Paranoia*. New York: John Wiley & Sons.
25) Claridge, G., McCreery, C., Mason, O. et al. (1996). The factor structure of 'schizotypal' traits: a large replication study. *British Journal of Clinical Psychology, 35*, 103–115.
26) Clark, D. M. (1986). A cognitive approach to panic disorder. *Behaviour Research and Therapy, 24*, 461–470.
27) Clark, D. M. (1996). Panic disorder: from theory to therapy. In P. M. Salkovskis (ed.), *Frontiers of Cognitive Therapy*. New York: Guilford Press.
28) Clark, D. M. (1999). Anxiety disorders: why they persist and how to treat them. *Behaviour Research and Therapy (supplement), 37*, 5–27.
29) Clark, D. M. & Wells, A. (1995). A cognitive model of social phobia. In R. G. Heimberg & M. R. Liebowitz (eds), *Social Phobia: Diagnosis, Assessment, and Treatment* (pp. 69–93). New York: Guilford Press.
30) Crow, T. J., Macmillan, J. F., Johnson, A. L. & Johnstone, E. (1986). The Northwick Park study of first episodes of schizophrenia: II. A randomised controlled trial of prophylactic neuroleptic treatment. *British Journal of Psychiatry, 148*, 120–127.
31) Department of Health (2000). *The NHS Plan: A Plan for Investment, a Plan for Reform*. London: The Stationery Office.
32) Department of Health (2001). *The Mental Health Policy Implementation Guide*. London: DoH.
33) Drake, R. J., Haley, C. J., Akhtar, S. & Lewis, S. W. (2000). Causes of duration of untreated psychosis in schizophrenia. *British Journal of Psychiatry, 177*, 511–515.
34) Drury, V., Birchwood, M., Cochrane, R. & Macmillan, F. (1996). Cognitive therapy and recovery from acute psychosis: a controlled trial. I: impact on psychotic symptoms. *British Journal of Psychiatry, 169*, 593–601.
35) Ehlers, A. & Clark, D. M. (2000). A cognitive model of posttraumatic stress disorder. *Behaviour Research and Therapy, 38*(4), 319–345.
36) Fadden, G. (1997). Behavioural family therapy approaches to the treatment of schizophrenia. In C. Mace & F. Margison (eds), *Psychotherapy of Psychosis*. London: Gaskell.
37) Falloon, I. R. H. (1992). Early intervention for first episodes of schizophrenia: a preliminary exploration. *Psychiatry, 55*, 4–15.
38) Fear, C., Sharp, H. & Healy, D. (1996). Cognitive processes in delusional disorders. *British Journal of Psychiatry, 168*, 61–67.
39) Fennell, M. J. V. (1989). Depression. In K. Hawton, P. M. Salkovskis, J. Kirk & D. M. Clark (eds), *Cognitive Behaviour Therapy for Psychiatric Problems: A Practical Guide*. Oxford: Oxford University Press.

40) Fennell, M. J. V. (1997). Low self-esteem: a cognitive perspective. *Behavioural and Cognitive Psychotherapy, 25*, 1–26.
41) Fowler, D., Garety, P. A. & Kuipers, L. (1995). *Cognitive Behaviour Therapy for Psychosis: Theory and Practice*. Chichester: John Wiley & Sons.
42) Frame, L. & Morrison, A. P. (2001). Causes of PTSD in psychosis. *Archives of General Psychiatry, 58*, 305–306.
43) Freeman, D. & Garety, P. A. (1999). Worry, worry processes and dimensions of delusions: an exploratory investigation of a role for anxiety processes in the maintenance of delusional distress. *Behavioural and Cognitive Psychotherapy, 27*, 47–62.
44) French, P., Morrison, A. P., Walford, L., Knight, A. & Bentall, R. P. (2001). Cognitive therapy for preventing transition to psychosis in high-risk individuals: a single case study. In A. P. Morrison (ed.), *A Case Book of Cognitive Therapy for Psychosis*. London: Brunner Routledge.
45) French, P., Morrison, A. P., Walford, L., Knight, A. & Bentall, R. P. (2003). Cognitive therapy for preventing transition to psychosis in high risk individuals: a case series. *Behavioural and Cognitive Psychotherapy, 31*, 53–67.
46) Garety, P. A., Kuipers, E., Fowler, D., Freeman, D. & Bebbington, P. (2001). A cognitive model of the positive symptoms of psychosis. *Psychological Medicine, 31*(2), 189–195.
47) Gleeson, J., Larsen, T. K. & McGorry, P. (2003). Psychological treatments in pre and early psychosis. *Journal of the American Acadamy of Psychoanalyasis and Dynamic Psychiatry, 31*(1), 229–245.
48) Goldberg, D. P. & Hillier, V. F. (1979). A scaled version of the General Health Questionnaire. *Psychological Medicine, 9*(2), 337–353.
49) Gottesman, I. I. (1991). *Schizophrenia Genesis: The Origins of Madness*. San Francisco, USA: Freeman.
50) Gottesman, L. & Erlenmeyer-Kimling (2001). Family and twin strategies as a head start in defining prodromes and endophenotypes for hypothetical early-interventions in schizophrenia. *Schizophrenia Research, 51*, 93–102.
51) Gottesman, I. I. & Shields, J. (1982). *Schizophrenia: The Epigenetic Puzzle*. Cambridge: Cambridge University Press.
52) Greenberger, D. & Padesky, C. A. (1995). *Mind Over Mood*. New York: Guilford Press.
53) Grimby, A. (1993). Bereavement among elderly people: grief reactions, post-bereavement hallucinations and quality of life. *Acta Psychiatrica Scandinavica, 87*, 72–80.
54) Gross, G., Huber, G., Klosterkotter, J. & Linz, M. (1989). *Bonner Skala fur die Beurteilung von Basissymptomen*. Berlin/Heidelberg/New York: Springer Verlag.
55) Gumley, A. I. & Power, K. G. (2000). Is targeting cognitive therapy during relapse in psychosis feasible. *Behavioural and Cognitive Psychotherapy, 28*(2), 161–174.
56) Gumley, A., White, C. A. & Power, K. (1999). An interacting cognitive subsystems model of relapse and the course of psychosis. *Clinical Psychology and Psychotherapy, 6*, 261–278.
57) Gumley, A., O'Grady, M., McNay, L., Reilly, J. & Norrie, J. (2003). Early intervention for relapse in schizophrenia: results of a 12-month randomised controlled trial of cognitive behavioural therapy. *Psychological Medicine, 33*(3), 419–431.
58) Hafner, H., Maurer, K., Loffler, W. et al. (1994). The epidemiology of early schizophrenia. Influence of age and gender on onset and early course. *British Journal of Psychiatry (supplement), 23*, 29–38.
59) Halpin, S. A. & Carr, V. J. (2000). Use of quantitative rating scales to assess outcome in schizophrenia prevention studies. *Australian and New Zealand Journal of Psychiatry (supplement), 34*, S150–S160.
60) Hawton, K. & Kirk, J. (1989). Problem-solving. In K. Hawton, P. M. Salkovskis, J. Kirk & D. M. Clark (eds), *Cognitive Behavioural Therapy for Psychiatric Problems: A Practical Guide*. Oxford: Oxford University Press.
61) Herz, M. & Melville, C. (1980). Relapse in schizophrenia. *American Journal of Psychiatry, 137*, 801–812.

62) Hollon, S. D., DeRubeis, R. J. & Evans, M. D. (1996). Cognitive therapy in the treatment and prevention of depression. In P. M. Salkovskis (ed.), *Frontiers of Cognitive Therapy*. New York: Guilford Press.
63) Huber, G., Gross, G., Schuttler, R. & Linz, M. (1980). Longitudinal studies of schizophrenic patients. *Schizophrenia Bulletin, 6*, 592–605.
64) Jablensky, A., Sartorius, N., Ernberg, G. et al. (1992). Schizophrenia: manifestations, incidence and course in different cultures: a World Health Organisation ten-country study. *Psychological Medicine Monograph (supplement), 20*, 1–97.
65) Johnstone, E. C., Crow, T. J., Johnson, A. L. & MacMillan, J. F. (1986). The Northwick Park study of first episode schizophrenia: I, presentations of the illness and problems relating to admission. *British Journal of Psychiatry, 148*, 115–120.
66) Kay, S. R., Fiszbein, A. & Opler, L. A. (1987). The Positive and Negative Syndrome Scale (PANSS) for schizophrenia. *Schizophrenia Bulletin, 13*, 261–276.
67) Kay, S. R., Opler, L. A. & Lindenmayer, J. (1988). Reliability and validity of the positive and negative syndrome scale for schizophrenia. *Psychiatry Research, 23*, 99–110.
68) Kinderman, P. & Cooke, A. (eds) (2000). *Understanding Mental Illness: Recent Advances in Understanding Mental Illness and Psychotic Experiences*. London: British Psychological Society Division of Clinical Psychology.
69) Kingdon, D. G. & Turkington, D. (1994). *Cognitive Behavioural Therapy of Schizophrenia*. New York: Guilford Press.
70) Kirk, J. (1989). Cognitive-behavioural assessment. In K. Hawton, P. M. Salkovskis, J. Kirk & D. M. Clark (eds), *Cognitive Behavioural Therapy for Psychiatric Problems: A Practical Guide*. Oxford: Oxford University Press.
71) Klosterkoetter, J., Hellmich, M., Steinmeyer, E. M. & Schultze-Lutter, F. (2001). Diagnosing schizophrenia in the initial prodromal phase. *Archives of General Psychiatry, 58*, 158–164.
72) Kuipers, E., Garety, P., Fowler, D. et al. (1997). London-East Anglia randomised controlled trial of cognitive-behavioural therapy for psychosis, I: effects of the treatment phase. *British Journal of Psychiatry, 171*, 319–327.
73) Larsen, T. K., Bechdolf, A. & Birchwood, M. (2003). The concept of schizophrenia and phase-specific treatment: cognitive-behavioral treatment in pre-psychosis and in nonresponders. *Journal of the American Academy of Psychoanalysis and Dynamic Psychiatry, 31*(1), 209–228.
74) Launer, M. & MacKean, W. (2000). Effective management of schizophrenia within primary care. *Progress in Neurology and Psychiatry, 4*(1), 24–27.
75) Liddle, P. F. (1987). The symptoms of chronic schizophrenia: a re-examination of the positive-negative dichotomy. *British Journal of Psychiatry, 151*, 145–151.
76) Liese, B. S. & Franz, R. A. (1996). Treating substance use disorders with cognitive therapy. In P. M. Salkovskis (ed.), *Frontiers of Cognitive Therapy*. London: Guilford Press.
77) Loebel, A. D., Lieberman, J. A., Alvir, J. M. J. et al. (1992). Duration of psychosis and outcome in first episode schizophrenia. *American Journal of Psychiatry, 149*, 1183–1188.
78) McCandless-Glincher, L., Mcknight, S., Hamera, E. et al. (1986). Use of symptoms by schizophrenics to monitor and regulate their illness. *Hospital and Community Psychiatry, 37*, 929–933.
79) McGlashan, T. H. (1987). Recovery style from mental illness and long term outcome. *Journal of Nervous and Mental Disease, 175*, 681–685.
80) McGlashan, T. H., Zipursky, R. B., Perkins, D. et al. (2003). The PRIME North America randomized double-bind clinical trial of olanzapine versus placebo in patients at risk of being prodromally symptomatic for psychosis. I. Study rationale and design. *Schizophrenia Research, 61*, 7–18.
81) McGorry, P. D. (1995). A treatment relevant classification of psychotic disorders. *Australian and New Zealand Journal of Psychiatry, 26*, 3–17.

82) McGorry, P. D., Chanen, A., McCarthy, E. et al (1991). Posttraumatic stress disorder following recent-onset psychosis: an unrecognized postpsychotic syndrome. *Journal of Nervous and Mental Disease, 179*, 253–258.
83) McGorry, P. D., Edwards, J., Mihalopoulos, C., Harrigan, S. M. & Jackson, H. J. (1996). EPPIC: an evolving system of early detection and optimal management. *Schizophrenia Bulletin, 22*(2), 305–326.
84) McGorry, P. D., Yung, A. R., Phillips, L. J. et al. (2002). Randomized controlled trial of interventions designed to reduce the risk of progression to first episode psychosis in a clinical sample with subthreshold symptoms. *Archives of General Psychiatry, 59*, 921–928.
85) Mason, O., Claridge, G. S. & Jackson, M. (1995). New scales for the measurement of schizotypy. *Personality and Individual Differences, 18*, 7–13.
86) May, R. (2000). Routes to recovery from psychosis: the roots of a clinical psychologist. *Clinical Psychology Forum, 146*, 6–10.
87) Miller, L. J., O'Connor, E. & DiPasquale, T. (1993). Patients' attitudes towards hallucinations. *American Journal of Psychiatry, 150*, 289–588.
88) Miller, T. J. & McGlashan, T. H. (2000). Early identification and intervention in psychotic illness. *American Journal of Psychiatry, 157*(7), 1041–1050.
89) Miller, T. J., McGlashan, T. H., Woods, S. W. et al. (1999). Symptom assessment in schizophrenic prodromal states. *Psychiatric Quarterly, 70*, 273–287.
90) Moller, P. & Husby, R. (2000). The initial prodrome in schizophrenia: searching for naturalistic core dimensions of experience and behaviour. *Schizophrenia Bulletin, 26*(1), 217–232.
91) Morrison, A. P. (1998a). A cognitive analysis of the maintenance of auditory hallucinations: are voices to schizophrenia what bodily sensations are to panic? *Behavioural and Cognitive Psychotherapy, 26*(4), 289–302.
92) Morrison, A. P. (1998b). Cognitive behaviour therapy for psychotic symptoms in schizophrenia. In N. Tarrier, A. Wells & G. Haddock (eds), *Treating Complex Cases: The Cognitive-behavioural Therapy Approach*. Chichester: John Wiley & Sons.
93) Morrison, A. P. (2001). The interpretation of intrusions in psychosis: an integrative cognitive approach to hallucinations and delusions. *Behavioural and Cognitive Psychotherapy, 29*, 257–276.
94) Morrison, A. P. & Baker, C. A. (2000). Intrusive thoughts and auditory hallucinations: a comparative study of intrusions in psychosis. *Behaviour Research and Therapy, 38*, 1097–1106.
95) Morrison, A. P., Haddock, G. & Tarrier, N. (1995). Intrusive thoughts and auditory hallucinations: a cognitive approach. *Behavioural and Cognitive Psychotherapy, 23*, 265–280.
96) Morrison, A. P., Wells, A. & Nothard, S. (2000). Cognitive factors in predisposition to auditory and visual hallucinations. *British Journal of Clinical Psychology, 39*, 67–78.
97) Morrison, A. P., Wells, A. & Nothard, S. (2002). Cognitive and emotional factors as predictors of predisposition to hallucinations. *British Journal of Clinical Psychology, 41*, 259–270.
98) Morrison, A. P., Bentall, R. P., French, P. et al. (2002). A randomised controlled trial of early detection and cognitive therapy for preventing transition to psychosis in high risk individuals: study design and interim analysis of transition rate and psychological risk factors. *British Journal of Psychiatry, 181 (supplement 43)*, 78–84.
99) Morrison, A. P., Renton, J., Dunn, H., Williams, S. & Bentall, R. P. (2003). *Cognitive Therapy for Psychosis: A Formulation-based Approach*. London: Psychology Press.
100) Mrazek, P. J. & Haggerty, R. J. (eds) (1994). *Reducing Risks for Mental Disorders: Frontiers for Preventative Intervention Research*. Washington, DC, USA: National Academy Press.
101) Mueser, K. T., Bellack, A. S., Wade, J. H., Sayers, S. L. & Rosenthal, C. K. (1992). An assessment of the educational needs of chronic psychiatric patients and their relatives. *British Journal of Psychiatry, 160*, 674–680.
102) Neuchterlein, K. H. & Dawson, M. (1984). A heuristic vulnerability stress model of schizophrenic episodes. *Schizophrenia Bulletin, 10*, 300–312.

103) Norman, R. M. G. & Malla, A. K. (2001). Duration of untreated psychosis: a critical examination of the concept and its importance. *Psychological Medicine, 31*, 381–400.
104) Overall, J. E. & Gorham, D. R. (1962). The Brief Psychiatric Rating Scale. *Psychological Reports, 10*, 799–812.
105) Padesky, C. A. (1994). Schema change processes in cognitive therapy. *Clinical Psychology and Psychotherapy, 1*, 267–278.
106) Pantelis, C., Velakoulis, D., McGorry, P. D. et al. (2003). Neuroanatomical abnormalities before and after onset of psychosis: a cross sectional and longitudinal MRI comparison. *Lancet, 361*, 281–288.
107) Pelosi, A. J. & Birchwood, M. (2003). Is early intervention for psychosis a valuable waste of resources? *British Journal of Psychiatry, 182*, 196–198.
108) Peters, E. R., Joseph, S. A. & Garety, P. A. (1999). Measurement of delusional ideation in the normal population: introducing the PDI (Peters et al. Delusions Inventory). *Schizophrenia Bulletin, 25*(3), 553–576.
109) Pharoah, F., Mari, J. & Striener, D. (2000). Family intervention for schizophrenia. *The Cochrane Library (Issue 1)*.
110) Rachman, S. (1993). Obsessions, responsibility and guilt. *Behaviour Research and Therapy, 31*(2), 149–154.
111) Rachman, S. (1997). A cognitive theory of obsessions. *Behavior Research and Therapy*, 35(9), 793–802.
112) Rachman, S. J. & De Silva, P. (1978). Abnormal and normal obsessions. *Behavioural Research and Therapy, 16*, 233–248.
113) Read, J., Perry, B. D., Moskowitz, A. & Connolly, J. (2001). The contribution of early traumatic events to schizophrenia in some patients: a traumagenic neurodevelopmental model. *Psychiatry, 64*(4), 319–345.
114) Rector, N. A. & Beck, A. T. (2001). Cognitive behavioural therapy for schizophrenia: an empirical review. *Journal of Nervous and Mental Disease, 189*(5), 278–287.
115) Romme, M. A. & Escher, A. D. (1989). Hearing voices. *Schizophrenia Bulletin, 15*, 209–216.
116) Salkovskis, P. M. (1985). Obsessional-compulsive problems: a cognitive behavioural analysis. *Behaviour Research and Therapy, 23*, 571–583.
117) Salkovskis, P. M. (1991). The importance of behaviour in the maintenance of anxiety and panic: a cognitive account. *Behavioural Psychotherapy, 19*, 6–19.
118) Salkovskis, P. M. (1996). The cognitive approach to anxiety: threat beliefs, safety-seeking behaviour, and the special case of health anxiety and obsessions. In P. M. Salkovskis (ed.), *Frontiers of Cognitive Therapy*. New York: Guilford Press.
119) Salkovskis, P. M. & Kirk, J. (1989). Obsessional disorders. In K. Hawton, P. M. Salkovskis, J. Kirk & D. M. Clark (eds), *Cognitive Behaviour Therapy for Psychiatric Problems: A Practical Guide*. Oxford: Oxford Medical Publications, Oxford University Press.
120) Salkovskis, P. M., Forrester, E., Richards, H. C. & Morrison, N. (1998). The devil is in the detail: conceptualising and treating obsessional problems. In N. Tarrier, A. Wells & G. Haddock (eds), *Treating Complex Cases: A Cognitive Behavioural Therapy Approach*. Chichester: John Wiley & Sons.
121) Sensky, T., Turkington, D., Kingdon, D. et al. (2000). A randomized controlled trial of cognitive-behavioural therapy for persistent symptoms in schizophrenia resistant to medication. *Archives of General Psychiatry, 57*(2), 165–172.
122) Sham, P. C., Jones, P., Russell, A. et al. (1994). Age at onset, sex, and familial psychiatric morbidity in schizophrenia. Camberwell collaborative psychosis study. *British Journal of Psychiatry, 165*, 466–473.
123) Skeate, A., Jackson, C., Birchwood, M. & Jones, C. (2002). Duration of untreated psychosis and pathways to care in first-episode psychosis: investigation of help-seeking behaviour in primary care. *British Journal of Psychiatry (supplement), 43*, S73–S77.

124) Stirling, J., Tantum, D., Thonks, P., Newby, D. & Montague, L. (1991). Expressed emotion and early onset schizophrenia. *Psychological Medicine, 21*, 669–672.
125) Strauss, J. S. (1969). Hallucinations and delusions as points on continua functions. *Archives of General Psychiatry, 21*, 581–586.
126) Sullivan, H. S. (1927). The onset of schizophrenia. Reprinted in the *American Journal of Psychiatry, 151*(6), June 1994, Sesquicentennial Supplement 135–139.
127) Tarrier, N., Barrowclough, C., Porceddu, K. & Fitzpatrick, E. (1994). The Salford family intervention project: relapse of schizophrenia after 5 and 8 years. *British Journal of Psychiatry, 165*, 829–832.
128) Tarrier, N., Yusupoff, L., Kinney, C. et al. (1998). Randomised controlled trial of intensive cognitive behaviour therapy for patients with chronic schizophrenia. *British Medical Journal, 317*, 303–307.
129) Tien, A. (1991). Distributions of hallucinations in the population. *Social Psychiatry and Psychiatric Epidemiology, 26*, 287–292.
130) van Os, J., Hanssen, M., Bijl, R. V. & Ravelli, A. (2000). Strauss (1969) revisited: a psychosis continuum in the normal population? *Schizophrenia Research, 45*, 11–20.
131) Verdoux, H., Maurice-Tison, S., Gay, B. et al. (1998). A survey of delusional ideation in primary care patients. *Psychological Medicine, 28*, 127–134.
132) Warner, R. (2002). Limitations of the Bonn Scale for the assessment of basic symptoms as a screening measure: letter to the editor. *Archives of General Psychiatry, 59*, 5.
133) Watts, F. N., Powell, G. E. & Austin, S. V. (1973). The modification of abnormal beliefs. *Behaviour Journal Medicine and Psychology, 46*, 359–363.
134) Wegner, D. M. (1994). *White Bears and Other Unwanted Thoughts: Suppression, Obsession and the Psychology of Mental Control.* London: Guilford Press.
135) Wegner, D. M., Schneider, D. J., Carter, S. R. & White, T. L. (1987). Paradoxical effects of thought suppression. *Journal of Personality and Social Psychology, 52*(1), 5–13.
136) Wells, A. (1995). Meta-cognition and worry: a cognitive model of generalised anxiety disorder. *Behavioural and Cognitive Psychotherapy, 23*, 301–320.
137) Wells, A. (1997). *Cognitive Therapy for Anxiety Disorders.* Chichester: John Wiley & Sons.
138) Wells, A. (2000). *Emotional Disorders and Metacognition: Innovative Cognitive Therapy*: New York, NY: John Wiley & Sons.
139) Wells, A. & Mattews, G. (1994). *Attention and Emotion: A Clinical Perspective.* Hillside, NJ: Laurence Erlbaum Associates.
140) Wells, A., Clark, D. M., Salkovskis, P. et al. (1995). Social phobia: the role of in-situation safety behaviours in maintaining anxiety and negative beliefs. *Behaviour Therapy, 26*, 153–162.
141) Yung, A., McGorry, P. D., McFarlane, C. A. et al. (1996). Monitoring and care of young people at incipient risk of psychosis. *Schizophrenia Bulletin, 22*(2), 283–303.
142) Yung, A., Phillips, L. J., McGorry, P. D. et al. (1998). A step towards indicated prevention of schizophrenia. *British Journal of Psychiatry, 172 (supplement 33)*, 14–20.
143) Yung, A., Phillips, L., McGorry, P. et al. (2000). *Comprehensive Assessment of At-Risk Mental States (CAARMS).* Full Version 2001 (see below). Unpublished manuscript. University of Melbourne, Australia: The PACE Clinic.
144) Yung, A., Phillips, L., McGorry, P. et al. (2001). *Comprehensive Assessment of At-Risk Mental States (CAARMS).* Full Version September 2001. Department of Psychiatry, University of Melbourne, Australia: The PACE Clinic.
145) Zimmerman, M., Coryell, W., Corenthal, C. & Wilson, S. (1986). Dysfunctional attitudes and attribution style in healthy controls and patients with schizophrenia, psychotic depression, and nonpsychotic depression. *Journal of Abnormal Psychology, 95*, 403–405.
146) Zubin, J. & Spring, B. (1977). Vulnerability: a new view of schizophrenia. *Journal of Abnormal Psychology, 86*, 103–126.

索 引

A to Z

alternative explanation ············84
assertive outreach ···············53
at risk ························9
attenuated psychotic symptom ·······16
basic symptoms ··················17
befriending intervention ············58
BLIPS ················16, 136, 141
Bonn Scale for the Assessment of
  Basic Symptoms ············12, 17
brief limited intermittent psychotic
  symptoms ····················16
BSABS ·····················12, 17
CAARMS ························12
case conceptualisations ············38
CBT ·························35
cognitive-behaviour therapy ·········35
cognitive therapy ················35
collaborative empiricism ············42
Comprehensive Assessment of
  At-Risk Mental State ············12
core belief ····················117
CT ·························35
downward arrow technique ········118
DTRs ························43
DUI ························4, 7
DUP ························3, 4
duration of untreated illness ··········7
duration of untreated psychosis ·······3
dysfunctional assumption ··········123
dysfunctional thought records ····43, 119
EDDIE ·················xvii, 18, 25
formulation ················38, 64
GAF ························16
global assessment of functioning ······16
guided discovery ··············37, 42
help-seeking ····················31
high risk ······················9
indicated strategies ················28
integrating recovery style ···········143
intrusions ·····················57
MCQ ······················112, 113
meta-cognitions questionnaire ··112, 113
meta-worry ····················112
NBI ························29
needs based interventions ··········29
negative beliefs ················112
paranoia ·····················110
peripheral questioning ············100
positive beliefs ·················110
preoccupation ····················5
PRIME ·······················18
prodrome ······················9
sealing-over coping style ···········99
sealing-over recovery style ·········143
selective strategies ················28
self-regulatory executive function ··57, 109
SIPS···························18, 29
SIPS/SOPS ·····················12
SMART ·················41, 44, 137
Socratic dialogue ···············42
SOPS ······················18, 29
S-REF ····················57, 109
Structured Interview for Prodromal
  Symptoms and Scale of Prodromal
  Symptoms ····················12
thought suppression ··············79
ultra high-risk ···················13
universal strategies ···············27

あ

青写真 ･･････････････････････144
アセスメント ･････････････････59
アットリスク精神状態の包括的評価 ･･12
安全行動 ･･･････61, 93, 95, 101, 125
閾値下精神病症状 ････････････16, 18
閾値下精神病症状群 ･････････････19
移行率 ････････････････････25, 29
一般人口における精神病的な現象の
　発生率 ･････････････････････71
遺伝的素因 ･････････････････11, 28
陰性症状 ･････････････････101, 102
オランザピン ･････････････････29

か

解釈の持続 ･･･････････････････102
介入戦略 ･････････････････････27
概念図 ･･･････････････････38, 64
回避 ････････････････････61, 107
回復因子 ････････････････････150
家族介入 ････････････････････36
活動スケジュール ････････････107
環境的因子 ･･･････････････････60
感情的因子 ･･･････････････････60
基底症状 ･････････････････12, 17
機能の全体的評価 ･････････････16
教育 ････････････････････41, 78
偽陽性 ･･･････････････････146, 147
共同経験主義 ････････････････42
共同作業 ････････････････････52
グループアプローチ ･･････････36
クレペリン的観点 ････････････73
警告徴候 ････････････････････142
ケースマネージメント ･････29, 53
幻覚 ･･･････････････････････110
幻声 ･･･････････････････････110
構造 ････････････････････････38
肯定的信念 ･･････････････････110
行動実験 ･･････････････････104, 113

行動的因子 ･･･････････････････59
声の解釈調査票 ･･････････････115
孤立 ･･････････････････6, 107, 134

さ

猜疑心 ･･････････････････････73
再発 ･････････････････････136, 141
再発の前駆期 ････････････････141
再発予防 ････････････････141, 142
思考－感情－行動サイクル ･････60
思考－行動の融合 ･･････････79, 113
思考抑制 ･････････････････78, 80
思考抑制の逆説的効果 ･･･････････81
自己制御性実行機能 ･･････････57, 109
自己制御性実行機能モデル ･････102
支持する証拠 ････････････････92
下向き矢印法 ････････････････118
疾患未治療期間 ･･････････････4, 7
実験 ････････････････････96, 101
実験シート ･･････････････････44
社会恐怖 ･････････････････120, 125
社会的孤立 ･･････････････････129
社会不安 ･････････････････････6
周辺質問技法 ････････････････100
紹介者のための手引き ････････20
紹介元 ･･･････････････････20, 23, 24
症状指向的治療アプローチ ･････74
症状に基づいた発見アプローチ ･･16
状態因子 ････････････････････16
症例の概念化 ････････････････38
症例の発見 ･････････････････22
侵入 ･･･････････････････57, 60, 83
侵入的思考 ･････････････79, 90, 100
侵入の解釈 ･････････････････57, 83
侵入への恐怖と没頭 ･･････････83
信念を支持する証拠 ･･････････91
ストラテジーの変更 ･･････････73
ストレス脆弱性モデル ････････16
精神病の心理学的モデル ･･････57
精神病モデル ････････････････58

索引

精神病未治療期間 ‥‥‥‥‥‥‥3, 4
積極的アウトリーチ ‥‥‥‥‥‥‥53
セッション数 ‥‥‥‥‥‥‥‥‥44
セッションの時間設定 ‥‥‥‥‥‥52
セッションの場所 ‥‥‥‥‥‥‥‥52
セルフモニタリング行動 ‥‥‥‥‥130
前駆期 ‥‥‥‥‥‥‥‥‥‥‥9, 141
前駆症状尺度 ‥‥‥‥‥‥‥‥18, 29
前駆症状のための構造化面接 ‥‥18, 29
前駆症状のための構造化面接と
　前駆症状評価尺度 ‥‥‥‥‥‥‥12
前駆徴候 ‥‥‥‥‥‥‥‥‥‥‥136
選択的戦略 ‥‥‥‥‥‥‥‥‥‥‥28
選択的注意 ‥‥‥‥‥99, 102, 103, 130
専門用語 ‥‥‥‥‥‥‥‥‥‥30, 148
早期徴候 ‥‥‥‥‥‥‥‥‥‥‥142
ソクラテス的アプローチ ‥‥‥‥‥97
ソクラテス的対話法 ‥‥‥‥42, 85, 92

た

代償行動 ‥‥‥‥‥‥‥‥‥‥‥124
代償信念 ‥‥‥‥‥‥‥‥‥‥‥‥63
代替的説明 ‥‥‥‥‥‥83, 84, 129, 131
代替的選択肢 ‥‥‥‥‥‥‥‥‥131
代替的選択肢考案表 ‥‥‥‥‥‥‥106
短期間欠性精神病症状 ‥‥‥16, 136, 141
短期間欠性精神病症状群 ‥‥‥‥‥‥19
注意的因子 ‥‥‥‥‥‥‥‥‥‥‥61
注意のフィルター機構 ‥‥‥‥‥‥103
中核信念 ‥‥‥‥‥‥‥‥63, 117, 126
中核信念の修正 ‥‥‥‥‥‥‥‥119
中核信念の同定 ‥‥‥‥‥‥‥‥118
徴候型戦略 ‥‥‥‥‥‥‥‥‥‥‥28
超ハイリスク ‥‥‥‥‥‥‥‥13, 15
治療契約 ‥‥‥‥‥‥‥‥‥‥‥‥47
治療の青写真 ‥‥‥‥‥‥‥‥‥144
治療目標 ‥‥‥‥‥‥‥‥‥‥‥‥41
陳述的信念 ‥‥‥‥‥‥‥‥‥‥‥58
手続的信念 ‥‥‥‥‥‥‥‥‥‥‥58
統合型回復スタイル ‥‥‥‥‥‥‥143

統合失調症のイメージ ‥‥‥‥‥‥75
統合失調型パーソナリティ障害 ‥‥‥16

な

認知行動療法 ‥‥‥‥‥‥‥‥29, 35
認知的因子 ‥‥‥‥‥‥‥‥‥‥‥59
認知モデル ‥‥‥‥‥‥‥‥‥38, 57
認知療法 ‥‥‥‥‥‥‥‥‥‥35, 37
ノーマライゼーション ‥‥‥‥‥‥71

は

ハイリスク ‥‥‥‥‥‥‥‥‥‥‥9
破局的解釈 ‥‥‥‥‥‥‥‥‥‥101
反証する証拠 ‥‥‥‥‥‥‥‥91, 92
バンパイアの村 ‥‥‥‥‥‥‥‥‥97
被害的思考 ‥‥‥‥‥‥‥‥‥‥110
非機能的思考記録 ‥‥‥‥‥‥43, 119
非機能的前提 ‥‥‥‥‥‥‥‥‥123
必要に基づく介入 ‥‥‥‥‥‥‥‥29
否定的解釈 ‥‥‥‥‥‥‥‥‥‥112
否定的信念 ‥‥‥‥‥‥‥‥‥‥112
封印型回復スタイル ‥‥‥‥‥‥143
封印型対処スタイル ‥‥‥‥‥‥‥99
副作用 ‥‥‥‥‥‥‥‥‥‥29, 30
普遍的戦略 ‥‥‥‥‥‥‥‥‥‥‥27
ホームワーク ‥‥‥‥‥‥‥‥‥‥42
ホームワークで行う課題の一般的な例　43
没頭 ‥‥‥‥‥‥‥‥‥‥‥‥5, 107
ボン式基底症状評価尺度 ‥‥‥‥‥12

ま

味方的介入 ‥‥‥‥‥‥‥‥58, 131
導かれた発見法 ‥‥‥‥‥‥‥37, 42
メタ認知 ‥‥‥‥‥‥‥‥‥60, 109
メタ認知質問表 ‥‥‥‥‥‥112, 113
メタ認知的信念 ‥‥‥‥‥‥‥‥109
メタ不安 ‥‥‥‥‥‥‥‥‥‥‥112
目標 ‥‥‥‥‥‥‥‥‥‥‥‥‥‥40
モニタリング ‥‥‥‥‥‥‥‥‥‥99
問題指向的アプローチ ‥‥‥‥‥‥47

問題指向的介入 ・・・・・・・・・・・・・・・・・・・・39
問題リスト ・・・・・・・・・・・・・・・・・・・・39, 137

や

薬物使用 ・・・・・・・・・・・・・・・・・・・・・・・・64
薬物療法 ・・・・・・・・・・・・・・・・・・・・・・・・29
抑制 ・・・・・・・・・・・・・・・・・・・・・・・・・・・・84
予防的介入 ・・・・・・・・・・・・・・・・・・・・・・27

ら

利益と不利益 ・・・・・・・・・・・・・・・・73, 111
リスク ・・・・・・・・・・・・・・・・・・・・・・・・・・・9
リスクアセスメント ・・・・・・・・・・・・・・64
リスペリドン ・・・・・・・・・・・・・・・・・・・29
臨界期 ・・・・・・・・・・・・・・・・・・・・・・・・・・8
倫理的に考慮すべき事柄 ・・・・・・・・・・148
ロールプレイ ・・・・・・・・・・・・・・・・・・138

訳者あとがき

　本書は，Paul French と Anthony P. Morrison の執筆した"Early Detection and Cognitive Therapy for People at High Risk of Developing Psychosis"（Wiley 刊，2004 年）の邦訳である。

　本書は，統合失調症をはじめとした精神病性障害（psychotic disorder）を発症するリスクが高いと考えられるハイリスクの人々を対象にした先駆的なモノグラフであり，その認知療法について解説した初めての実践的ガイドラインである。

　著者の French は，リスク状態の人々に対する認知療法の実践家として有名な臨床心理士であり，この群に対する認知療法の効果を実証する研究を含め，この領域に関する多くの論文を発表している。Morrison は，現在マンチェスター大学の臨床心理学の教授であるが，精神病（psychosis）の認知モデルについて先駆的な理論を発表しており，治療的視点に立った実践的な研究を行っている新進気鋭の臨床心理士であり，また研究者でもある。先日訳者らは著者の2人に会う機会があったが，2人とも，親しみやすく，飾らない雰囲気をもっており，本書が日本で出版されることを非常に喜んでいる様子であった。

　精神科医をはじめ，精神医療・精神保健の領域に携わる方々であれば，思春期・青年期の若者が精神病性の体験を経験し始めたときに，その方が統合失調症をはじめとした精神病性障害に今後移行するのか，あるいはすでに移行しているのか判断に迷った経験がおありになると思う。個別の症例について，その予後を正確に予測することは，残念ながら現在の精神医学では難しいことは確かである。しかし，こうした精神病圏の精神障害に移行するリスクが高いと思われる人々が自ら助けを求めている場合に，その危険性を効果的に判断し，有効な介入を実践することは臨床的な要請であるとともに，予防医学的な観点からも理にかなったアプローチであると思われる。本書で解説されているとおり，このようなアプローチは，メルボルンの McGorry らの PACE クリニックでの取り組みが端緒となっており，この10年の間に世

界的に急速に広がりを見せている。

　本書が対象としているリスク群は，前方視的な概念で規定されており，精神病圏の障害に移行することを必ずしも前提としていない。本書では，精神病についての古典的な生物学的観点にしばしばともなう決定論的な視点とは対照的に，正常心理過程や不安障害での認知理論仮説を用いながら，精神病的体験に対して認知療法に基づいた心理学的アプローチを試みている。このリスク群では，思春期・青年期特有の心理的問題が精神症状に関与することも多く，心理的アプローチの必要性が高いことは広く認知されており，本書はそのガイドとして用いることができる。

　欧米，特に著者の活躍する英国では，認知療法は精神医療の中に広く受け入れられており，効果的な心理療法として一定の地位を確立している。気分障害や不安障害に対する適用に加え，最近では統合失調症などの精神病性障害に対しても認知療法が行われるようになっており，認知療法を用いた研究や実践が盛んに行われている。このような土壌の中で，精神病性障害のリスク状態に対するアプローチと，最新の認知療法が結合し，本書の誕生につながったといえる。

　本邦においても，統合失調症の前駆期に対する関心は高く，特に精神病理学に基づいた研究や治療実践が独自に行われてきた。一方で，本書にみられるような欧米的な早期介入アプローチや認知療法については，他国から大きく遅れをとっているのが現状であるが，最近になりようやく萌芽的な広がりの兆しが見え始めている。本邦のこのような状況にあって，本書で用いられている認知療法をそっくりそのまま適用することは，まだ実際には難しいかもしれない。しかし，本書を通して著者が伝えようとしているのは，単に認知療法の技法的側面だけではなく，問題指向的アプローチ，共同経験主義などの認知療法のもつ普遍的な哲学がこのリスク群に対する心理療法として有効であり，さらに認知モデルに基づいた概念図を用いた治療法が大きな力をもつというメッセージである。そこから私たちが学ぶべきことは多く，日常的な臨床実践に取り込むべき要素はいくつもあると思われるし，またそのように活用されることを訳者としても願っている。

　今後，この領域における研究はますます発展していくことが期待されてい

る。精神病圏の障害との移行領域を扱うということは，とりもなおさず現在の私たちが精神病をどのように規定し，概念化していくのかという大きな問題に結びついていくことにもなる。その答えは，理論と実践との相互交流の中から生まれてくるのかもしれないが，治療的観点，特に心理療法的観点からこの問題に取り組んでいる本書は，私たちが今後この問題を考えていく上でのひとつの方向性を提示してくれている。

本書で用いられている認知療法のアプローチは，英国だけでなく他の欧州諸国など各国で採用されており，現在のこの領域のスタンダードといえる。今後は，本書に基づいた研究や臨床実践からのフィードバックにより，新たな知見が得られていくことが期待されているが，本書が，この領域の本邦における新たな流れの先鞭となってくれることを願いたい。

この翻訳は，東北大学精神科の仙台アットリスク精神状態・初回エピソード（Sendai At risk mental state and First Episode: SAFE）プロジェクトにおいて，本書をリスク状態の方に対する心理療法的アプローチの参考にしようと考えたことがきっかけであった。翻訳に当たっては，できるだけ原文の意味を忠実に伝えるように努めたが，定訳の定まっていない訳語や医療システムの違いなどのために説明が難しい訳語などもあり，不十分な点も多々あると思われるが，それは訳者の責任と考える。

翻訳においては常日頃から訳者を励ましサポートしてくださった，松岡洋夫教授（東北大学大学院精神神経学分野），佐藤光源教授（東北福祉大学大学院精神医学），研究チームの一員として訳者らに協力していただいている伊藤文晃先生（東北大学大学院精神神経学分野）に紙面を借りて感謝を申し上げたい。また，いつも訳者を支えてくれている訳者の家族，友人，同僚諸氏にも，心から感謝したい。最後に，出版にあたって尽力いただいた星和書店の近藤達哉氏に深謝したい。

2006年5月

松本　和紀
宮腰　哲生

著者について

Paul French

精神病に発展するリスクが高いとみなされる人々に対する認知療法的介入を行っている専門家臨床チームのコーディネーターで，このチームはボルトン・サルフォード・トラフォード地区精神保健トラスト（Bolton, Salford & Trafford Mental Health Trust）を本拠にしている。彼は1989年から精神保健領域で働いており，精神病をもつ人々にサービスを提供することに常に関心をもち，さまざまな入院施設や地域施設で働いてきた。最近は，精神病を発展させるリスクの高い人たちに取り組む研究に関心を強めている。彼は，早期精神病，特に早期精神病における心理学的介入の提供に関する多くの論文を発表している。

Anthony P. Morrison

マンチェスター大学心理学の教授であり，また，ボルトン・サルフォード・トラフォード地区精神保健トラストで，早期精神病の人々に対するケアの専門家プログラムのプログラム・コーディネーターをしている。彼は，精神病の認知療法，精神病の認知過程の実験的研究について数多くの論文を発表している。精神病に対する認知療法の治療試験に数多く携わっており，幻声の認知理論と認知療法に特に関心をもっている。最近は，精神病を発展させるリスクの高い人たちに取り組む研究と，心的外傷と精神病との関連についての研究に関心を強めている。心理学への貢献に対して，May Davidson Award 2002を受賞した。

訳者略歴

松本 和紀（まつもと・かずのり）

1967年生まれ
1992年　東北大学医学部卒業。同大学病院精神科を経て，二本松会山形病院に勤務。
1996年　東北大学病院精神科勤務。
2002〜2004年　ロンドン大学精神医学研究所（IOP）に留学（Philip McGuire教授）。統合失調症の臨床研究および南ロンドンの早期発見・介入サービス（OASIS）について学ぶ。
2004年　東北大学病院にてアットリスク精神状態に対する「こころのリスク外来」を開設。現在，東北大学病院精神科講師。

宮腰 哲生（みやこし・てつお）

1969年生まれ
1994年　東北大学医学部卒業。同大学病院精神科を経て，国見台病院に勤務。
2002〜2005年　ドイツ，フライブルク大学に留学。
2005年　東北大学大学院精神神経学分野博士課程

統合失調症の早期発見と認知療法
発症リスクの高い状態への治療的アプローチ

2006年10月7日　初版第1刷発行

訳・監訳　松　本　和　紀・宮　腰　哲　生
発　行　者　石　澤　雄　司
発　行　所　㈱星　和　書　店
　　　　　　東京都杉並区上高井戸1-2-5　〒168-0074
　　　　　　電話　03（3329）0031（営業）／03（3329）0033（編集）
　　　　　　FAX　03（5374）7186
　　　　　　http://www.seiwa-pb.co.jp

©2006　星和書店　　Printed in Japan　　ISBN4-7911-0611-3

認知療法全技法ガイド
対話とツールによる臨床実践のために

ロバート・L・リーヒイ 著
伊藤絵美、佐藤美奈子 訳

A5判
616p
4,400円

侵入思考
雑念はどのように病理へと発展するのか

D.A.クラーク 著
丹野義彦 訳・監訳
杉浦、小堀、山崎、高瀬 訳

四六判
396p
2,800円

認知行動療法の科学と実践
EBM時代の新しい精神療法

Clark & Fairburn 編
伊豫雅臣 監訳

A5判
296p
3,300円

CD-ROMで学ぶ認知療法
Windows95・98&Macintosh対応

井上和臣 構成・監修　3,700円

認知療法・認知行動療法カウンセリング初級ワークショップ

伊藤絵美 著

A5判
212p
2,400円

発行：星和書店　http://www.seiwa-pb.co.jp　価格は本体(税別)です